CUPPING

Die Deutsche Nationalbibliothek verzeichnet diese Publikation in der Deutschen Nationalbibliografie; detaillierte bibliografische Daten sind im Internet über *http://dnb.d-nb.de* abrufbar.

Anschrift des Verlags:
KVM – Der Medizinverlag, Dr. Kolster Verlags-GmbH, Ifenpfad 2–4, 12107 Berlin

Autorenkontakt:
christine-kaetzel@t-online.de

Wichtige Hinweise:
Wie jede Wissenschaft ist die Medizin ständigen Entwicklungen unterworfen. Forschung und klinische Erfahrung erweitern unsere Erkenntnisse. Soweit in diesem Werk Anwendungsempfehlungen gegeben werden, darf der Leser zwar darauf vertrauen, dass Autoren, Herausgeber und Verlag große Sorgfalt darauf verwandt haben, dass diese Angabe dem Wissensstand bei Fertigstellung des Werkes entspricht. Für Angaben über Anwendungsformen, -techniken und -häufigkeiten kann vom Verlag jedoch keine Gewähr übernommen werden. Jede Behandlung erfolgt auf eigene Verantwortung des Benutzers. Bei länger andauernden Beschwerden suchen Sie bitte Ihren Hausarzt auf.

Aus Gründen der besseren Lesbarkeit wird auf die gleichzeitige Verwendung männlicher und weiblicher Sprachformen verzichtet; in der Regel wird die männliche Schreibweise verwendet. Sämtliche Personenbezeichnungen gelten grundsätzlich für jederlei Geschlecht.

Bildquellen:
Abb. 1.1, 1.2, 1.4 © Dr. Henri Kugener, www.kugener.com / Abb. 1.3 © Kalender Blaubierer (gemeinfrei), Quelle: www.wikipedia.de / Abb. 1.13 © Guimberteau J.-C., Armstrong C.: The Architecture of Living Fascia. Handspring Publishing Ltd., 2015 / Abb. 1.14–1.18 © adimas, adobestock.com / Abb. 2.7 © focal point, shutterstock.com

www.kvm-medizinverlag.de

1. Auflage 2019

Lektorat: Susanne Ott, Berlin
Fotos: Fabian Pietsch, Berlin
Layout und Satz: David Kühn, Berlin
Gesamtproduktion: KVM – Der Medizinverlag, Berlin
Druck: GZH d.o.o. (www.gzh.hr), Zagreb
Printed in Croatia

ISBN: 978-3-86867-485-9

CHRISTINE KÄTZEL

CUPPING

Faszienbehandlung, Muskelmassagen und Anti-Aging mit modernem Schröpfen

KVM – DER MEDIZINVERLAG

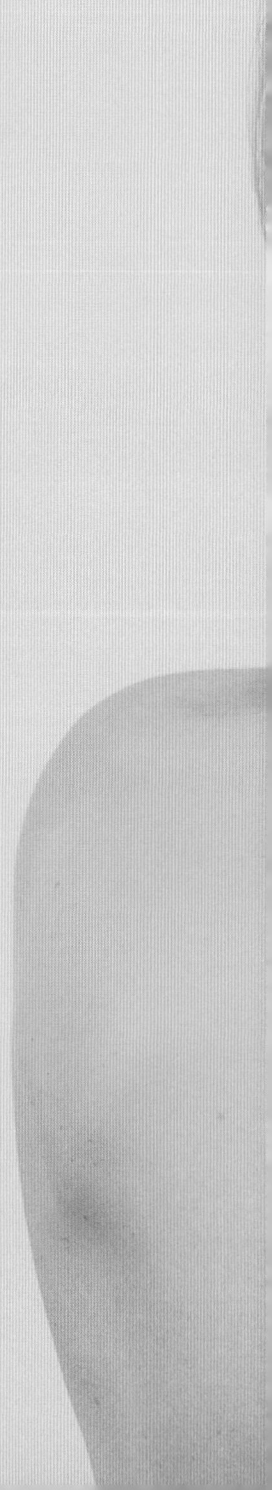

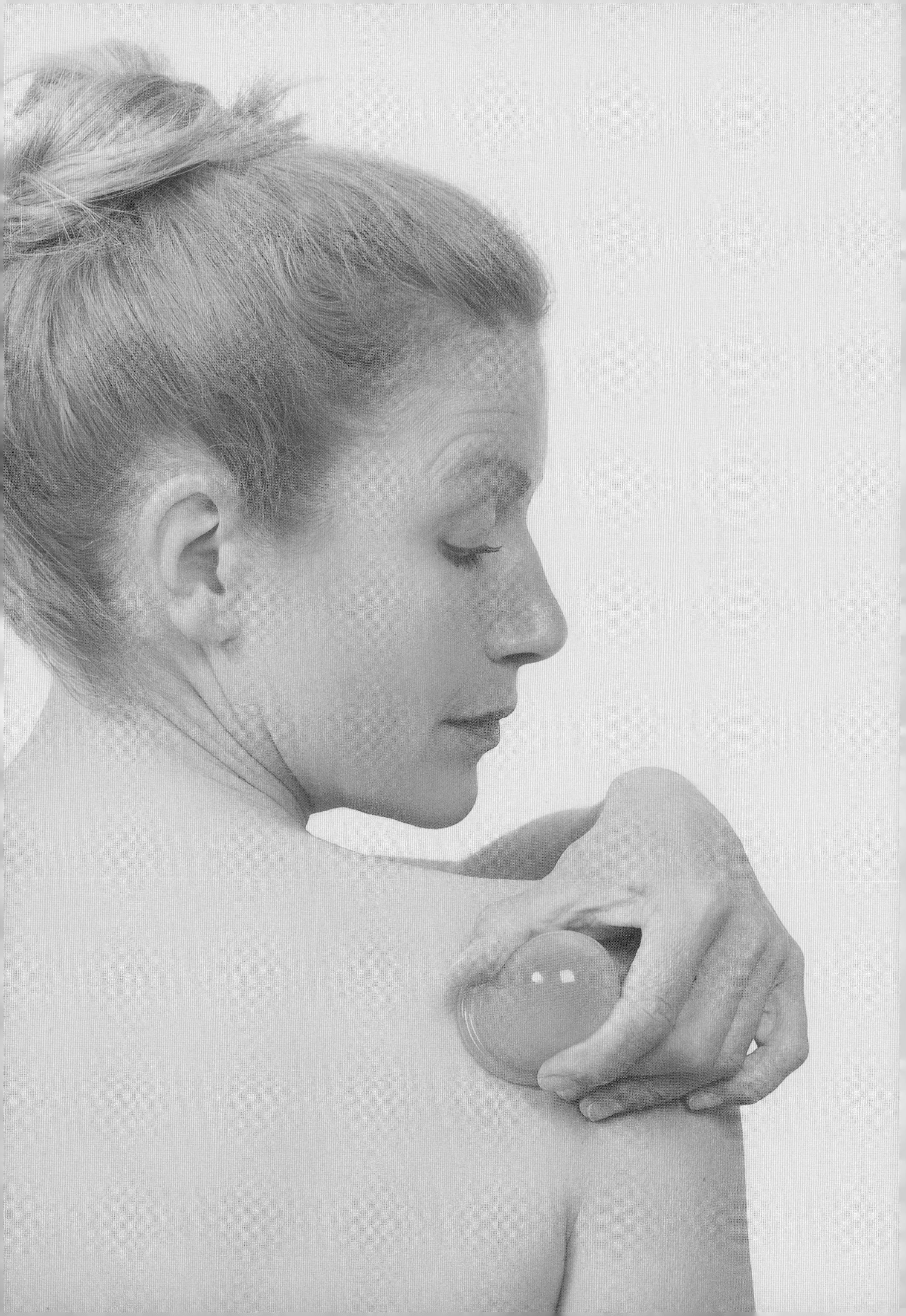

VORWORT

Das Schröpfen war und ist für mich als Sportphysiotherapeutin immer eine der effektivsten Behandlungstechniken in der Physiotherapie. Gerade bei Sportlern lassen sich damit am schnellsten Faszien lösen und Schmerzen lindern. Aber nicht nur im Sport. Auch bei vielen anderen Beschwerden oder Erkrankungen kann man Schröpfen effektiv einsetzen. Das Resultat ist sofort spürbar und nachhaltig – manchmal auch länger sichtbar mit den berühmten runden Hämatomen.

Die traditionellen Schröpfgläser waren aber immer sehr anfällig, besonderns beim Transport. Ich musste sehr sorgsam damit umgehen. Einfach mitnehmen, für eine Behandlung vor oder nach einem Wettkampf, war manchmal nicht so leicht möglich. Mit der Entwicklung der neuen Silikoncups und den einhergehenden neuen Möglichkeiten des Cuppings ist alles nun viel einfacher geworden. Die Cups können problemlos transportiert werden und man kann sie schnell und direkt überall einsetzen. Somit ist auch eine Behandlung zu Hause möglich und ein Therapieerfolg nachhaltiger.
Das war für mich die Motivation, dieses Buch zu schreiben. Denn es eröffneten sich auf einmal viele neue Möglichkeiten einer Selbstbehandlung, eine Weiterführung einer bestehenden Therapie oder einer präventiven Behandlung.

Es hat mir großen Spaß gemacht, dieses Buch zu schreiben. Unterstützt wurde ich dabei von meiner Elli, einer Border Collie Hündin. Sie hat mich immer aufgefordert, nachhaltige und bewegte Pausen einzulegen, damit ich danach besser weiterschreiben konnte.

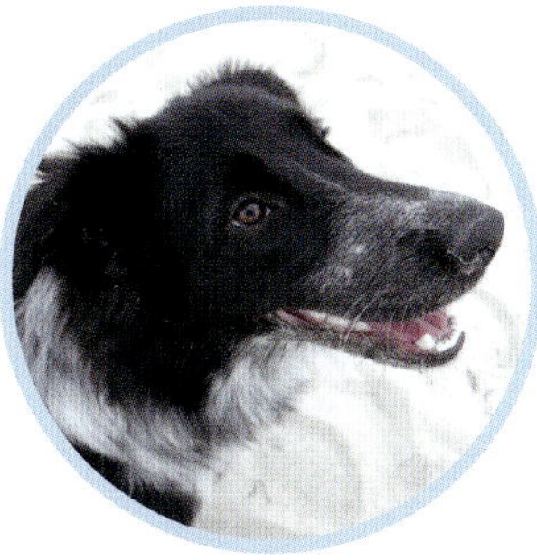

Danke unseren beiden Fotomodels Sabine Totschek und Daniel Baron, an unseren Fotografen, Fabian Pietsch und an den Grafiker, David Kühn, vom KVM-Verlag.

Das Fotoshooting war super durchorganisiert und hat großen Spaß gemacht. Obwohl uns die Hitze an diesem Tag gefordert hat. Nochmals Danke an Euch vier für diese tolle Erfahrung, die ich mit Euch teilen darf!

Ein besonderer Dank geht außerdem an Dr. Henri Kugener aus Innsbruck für die Überlassung der Bilder der antiken Schröpfgefäße. An diesen Aufnahmen wird sichtbar, wie lange diese Heilmethode schon eingesetzt wird und die bedeutende Historie, welche mit den neuen Silikoncups hoffentlich weitergeführt wird.

Ich wünsche Ihnen nun viel Spaß beim Lesen und Anwenden des Cuppings. Und natürlich einen guten Therapieerfolg! Probieren Sie es aus, es geht wirklich schnell und ist effektiv.

Ich freue mich über Rückmeldungen, Anregungen und konstruktive Kritik. Sie sind sogar ausdrücklich erwünscht.

Hamburg, im Oktober 2019
Christine Kätzel

1 — CUPPING: DREIDIMENSIONALE MASSAGE MIT UNTERDRUCK

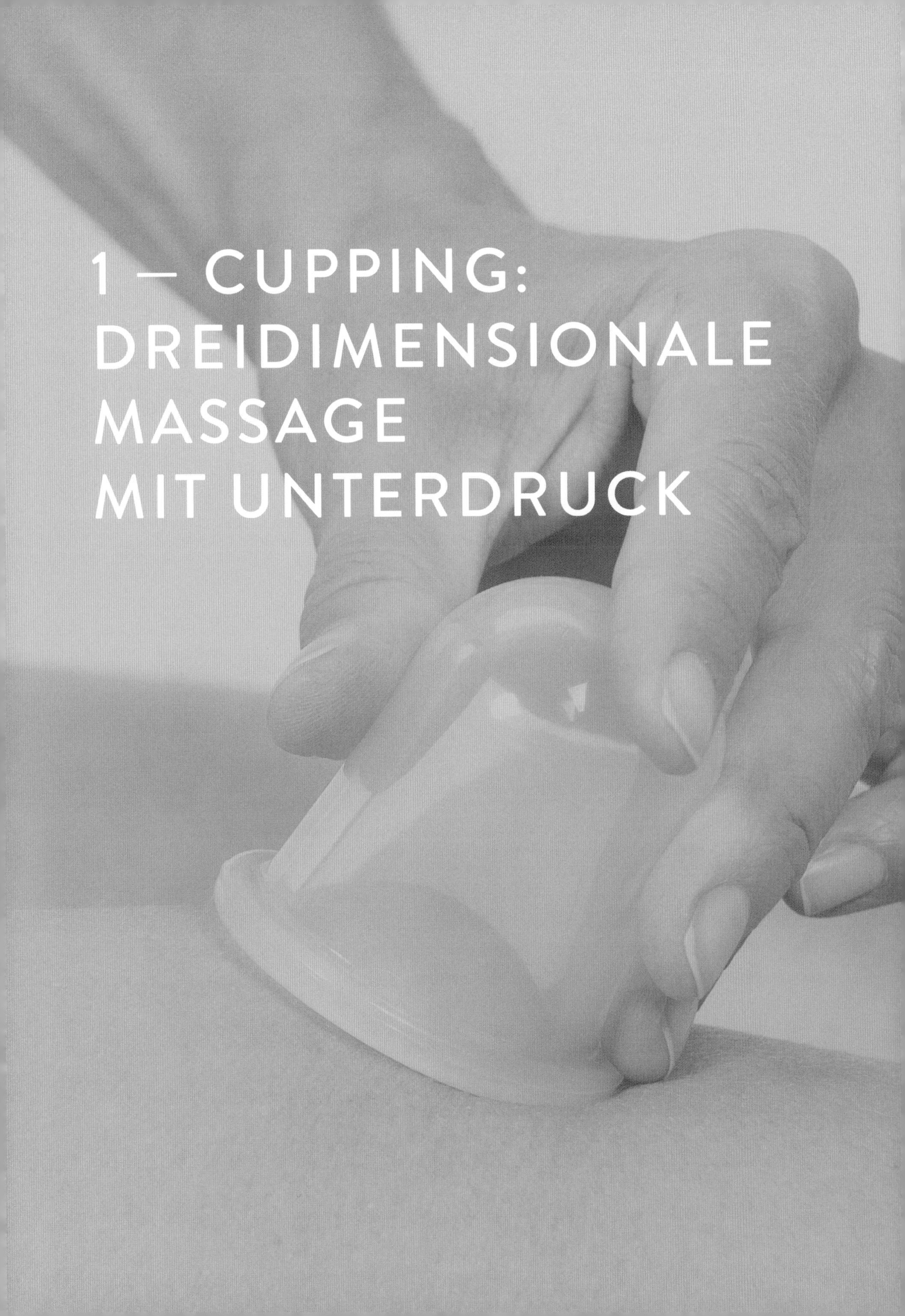

1.1 Geschichte des Schröpfens

Schröpfen ist ein seit Jahrtausenden angewendetes naturheilkundliches Therapieverfahren und zählt zu den ältesten Heilmethoden der Menschheit. Man schätzt, dass das Schröpfen schon seit ca. 5.000 Jahren angewendet wird.

Ursprünglich kommt das Schröpfen aus der traditionellen chinesischen Medizin und wurde dort zur Stimulierung von Akupunkturpunkten angewendet. Es zählt zu den ausleitenden Verfahren. Es wurde in vielen Kulturen mit den unterschiedlichsten Mitteln angewendet, z. B. mit Tierhörnern, Bambussegmenten oder Metallgefäßen.

Doch schon im alten Ägypten wurden Schröpfköpfe aus Glas verwendet. Im antiken Griechenland wurde das Schröpfglas zum Zeichen des Arztes. Es war ein heiliges Symbol des Asklepioskultes. Das glockenförmige Schröpfgefäß wurde zur Gottheit Telesphorus erhoben und auch auf Münzen aufgeprägt.

Im Mittelalter wurde dieses Verfahren auch von Hildegard von Bingen (1098–1179) angewendet. Sie hat das Schröpfen in ihrem Werk „Causae et curae“ beschrieben und dadurch in Europa verbreitet. Dabei wurden Schröpfgläser verwendet, die direkt auf die Haut aufgesetzt wurden.

In diesen Gläsern wurde Unterdruck durch Erhitzen erzeugt: Man brannte am bzw. im Glas Watte ab und setzte den Schröpfkopf direkt auf die Haut. Die Luft im Schröpfglas kühlt ab und der dadurch entstehende Unterdruck zieht das Gewebe in das Schröpfglas hinein.

Dabei gab und gibt es noch immer zwei Arten der Schröpftherapie:

- blutiges, auch nasses Schröpfen
  - *Hier wird das zu behandelnde Hautareal kurz angeritzt und das Schröpfglas mit Unterdruck aufgesetzt.*
  - *Der Unterdruck zieht dann Blut und Lymphe aus dem Gewebe.*
- unblutiges bzw. trockenes Schröpfen
  - *Hier wird das Schröpfglas mit Unterdruck auf unversehrte Hautareale aufgesetzt.*

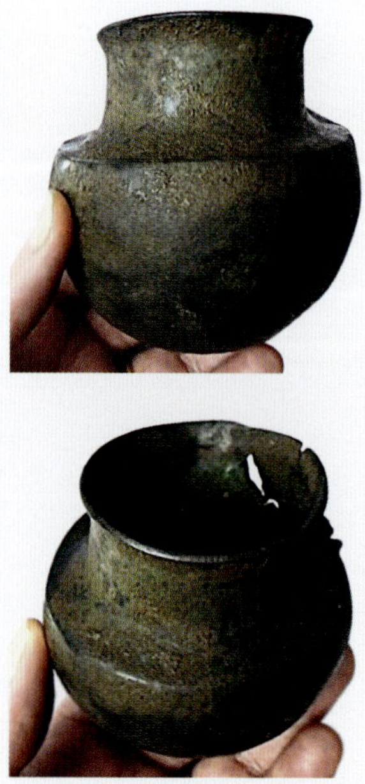

Abb. 1.1: Römische Schröpfköpfe aus Metall, etwa 1.–3. Jahrhundert nach Chr. (© Dr. Henri Kugener, Innsbruck)

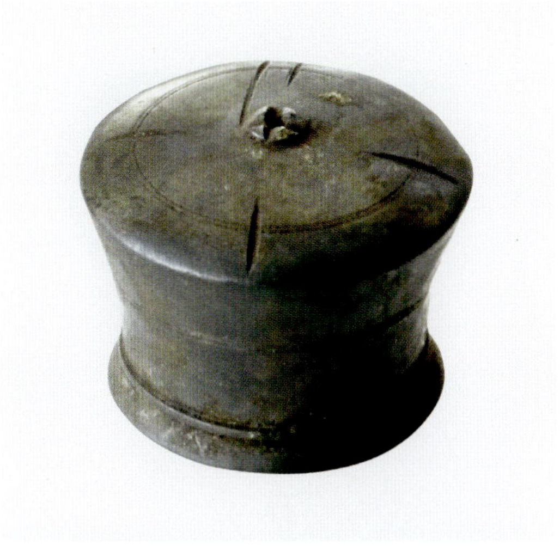

Abb. 1.2: Römischer Schröpfkopf aus Metall, etwa 1.–3. Jahrhundert nach Chr. (© Dr. Henri Kugener, Innsbruck)

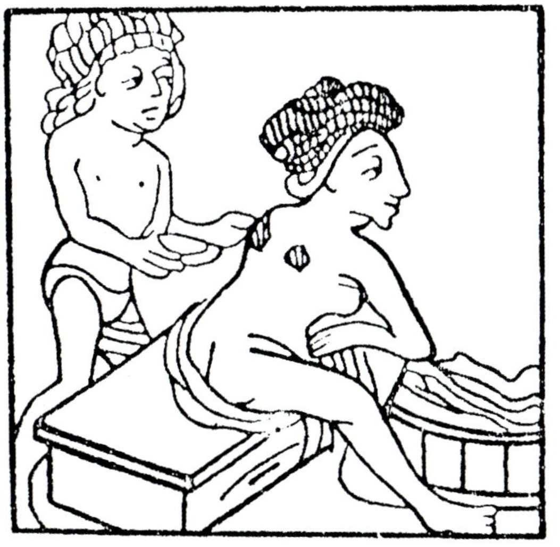

Abb. 1.3: Mittelalterliche Darstellung eines Baders mit seinem Patienten. Die Schröpfköpfe werden angesetzt (Holzschnitt um 1481) (Quelle: Wikipedia)

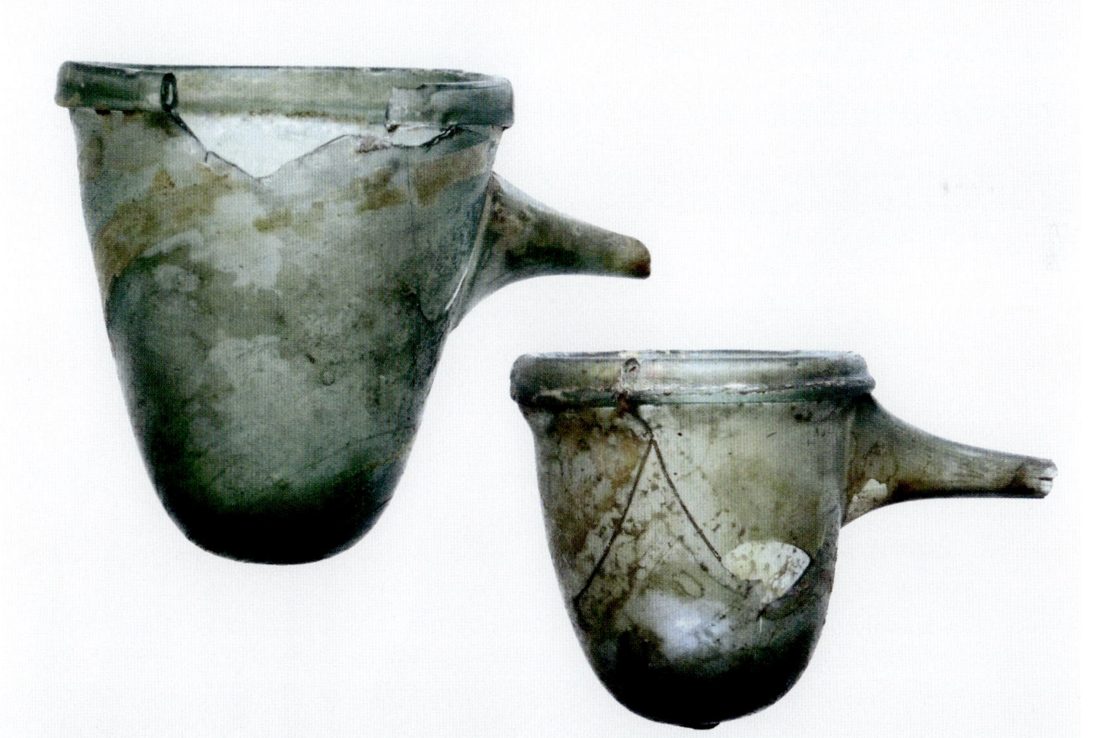

Abb. 1.4: Antike Schröpfköpfe aus Glas, hergestellt im 7.–13. Jahrhundert nach Chr. (© Dr. Henri Kugener, Innsbruck)

Schröpfen heute: Cupping

Nachdem das Schröpfen eine ganze Zeit in Vergessenheit geraten war oder nur noch wenig von Naturheilkundlern angewendet wurde, ist es jetzt mit neuen Methoden und anderem Material wieder aktuell. Mittlerweile nutzt man zum Schröpfen keine Gläser mit Saugball oder Vakuumpumpe mehr, sondern Silikon-Saugnäpfe. Diese sind individueller einsetzbar und praktischer für Transport oder Aufbewahrung.

Durch das neue Material sind die therapeutischen Möglichkeiten erweitert worden. Gleitende Techniken oder die Anwendung im Gesicht, für eine Durchblutungsförderung und damit Verminderung von Falten, sind jetzt möglich.

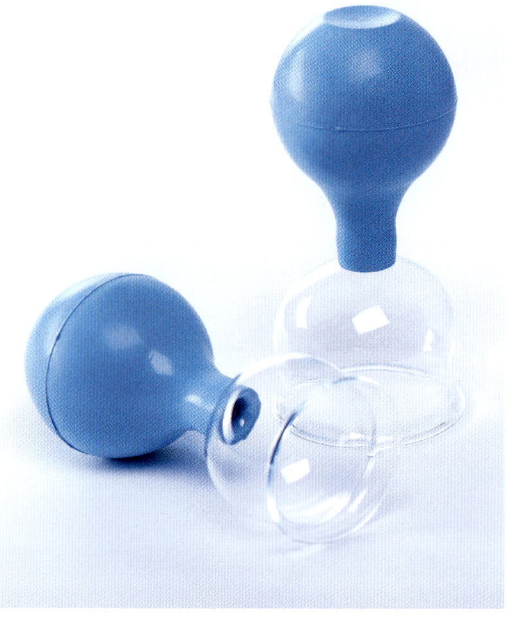

Abb. 1.5: Traditionelle Schröpf- und Massagegläser.

Abb. 1.6: Moderne Schröpfsauger (Cups) aus Silikon in verschiedenen Formen und für unterschiedliche Körperregionen.

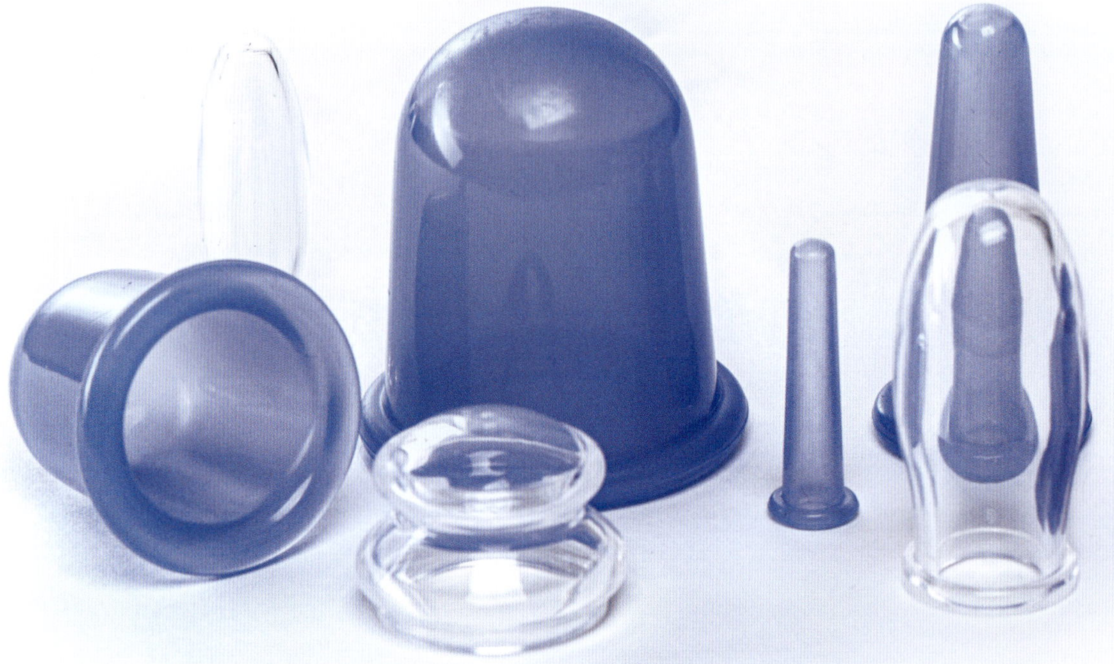

1.2 Schröpfen in der traditionellen chinesischen Medizin

Das Schröpfen „Ba Guan“ wird in der TCM (Traditionelle chinesische Medizin) schon seit über 2.000 Jahren angewendet. „Ba Guan“ gehört dabei in den Bereich der äußeren Medizin.

Das Schröpfen ist in der TCM eine unspezifische Reizbehandlung. Sie soll Giftstoffe ausleiten und damit die körpereigene Abwehr stärken. Sie gehört zu den physikalischen Techniken. Schon im alten China kannte man den Zusammenhang zwischen bestimmten Punkten bzw. Bereichen neben der Wirbelsäule (Blasenmeridian), mit den inneren Organen und den Shu- oder auch Zustimmungspunkten. Heute wissen wir, dass es dort Zusammenhänge mit dem vegetativen Nervensystem gibt. Der Verlauf des Blasenmeridians stimmt außerdem mit dem Verlauf der Rückenfaszie (s. Abb. 1.14) überein. In der TCM sind Veränderungen oder Schmerzen an den Zustimmungspunkten von Bedeutung. Beim Abtasten in den Bezirken spürt man harte Stellen, die druckschmerzhaft sind. Es gibt auch Ashi-Punkte, schmerzhafte Punkte, die wir als Triggerpunkte kennen.

Mit dem Cupping, der modernen Form des Schröpfens, können wir direkt auf diese Punkte und auf den Zustand des Gewebes Einfluss nehmen.

Die Wirkung des „Ba Guan“ in der TCM

- Vorbeugende Wirkung
- Mechanische Wirkung auf die Haut: Erwärmung und Stimulierung
- Entfernung krankmachender Faktoren (z. B. Wirkung auf die Ashi-Punkte)
- Regulierung des Gleichgewichts zwischen Yin und Yang
- Lösen von Blockaden in den Meridianen
- Regulierung der Mikrozirkulation im Körper
- Unterstützung der Entgiftung des Körpers
- Reflektorische Wirkung auf das Nervensystem und weiterleitend auf die inneren Organe
- Öffnung der Poren
- Stoffwechselanregung und damit Gefäßerweiterung, Anregung des Immunsystems, innere Entgiftung

Insgesamt wird „Ba Guan“ als eine unspezifische Behandlung mit vorbeugender Wirkung beschrieben. Aber es gibt auch Anleitungen für spezifische Probleme am Bewegungsapparat und für kosmetische Behandlungen.

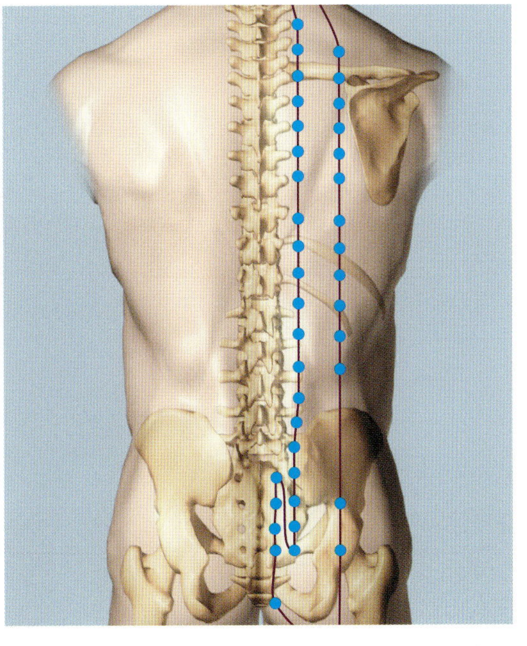

Abb. 1.7: Der Verlauf des Blasenmeridians neben der Wirbelsäule.

1.3 Cupping, das moderne Schröpfen

Cupping kommt aus dem Englischen und bezeichnet das moderne Schröpfen. Während man früher mit Glas- oder Metall-Schröpfköpfen gearbeitet hat, verwendet man heute Silikonschröpfköpfe, sogenannte Cups, die auf die nackte Haut aufgesetzt werden. Diese Behandlungsmethode, die u. a. bei Verspannungen, Rückenschmerzen oder auch bei Cellulitis eingesetzt werden kann, funktioniert einfach und schnell zu Hause.

Beim traditionellen Schröpfen wird ein glockenförmiges Gefäß, ein sogenanntes Schröpfglas, auf die Haut aufgesetzt. Damit ein Unterdruck entsteht, wird die Luft im Glas erhitzt. Das erreicht man, indem man in Äther getränkte Watte anzündet und kurz in das Glas hält. Danach setzt man das erhitzte Glas auf die nackte Haut. Durch den Unterdruck, der beim Abkühlungsprozess der Luft im Inneren des Glases entsteht, wird das Gewebe in das Glas hineingezogen. Dieser Unterdruck kann auch mechanisch oder elektrisch durch eine Vakuumpumpe erzeugt werden.

Da unter den Silikonglocken der Unterdruck nicht so stark ist wie unter einem Glasschröpfkopf, wird das Gewebe schonender behandelt und es treten weniger Nebenwirkungen auf. Zudem muss man die Luft in der Schröpfglocke weder erhitzen noch eine Vakuumpumpe einsetzen. Durch einfaches Zusammendrücken mit den Fingern und direktes Aufsetzen auf die nackte Haut erzeugt man Unterdruck und das Gewebe wird in den Cup eingesogen. Unter den Cups entsteht, je nach Dauer der Anwendung und Zustand des Gewebes, ein leicht rötlicher, roter bis blauer Fleck, der eine Weile bestehen bleiben kann.

Mit dieser neuen Form des Schröpfens können Sie leicht und ohne großen Aufwand unterschiedlichste Beschwerden behandeln, Ihre Faszien gleitfähiger machen, die Muskelspannung senken, die Durchblutung stärken und somit eine schnelle Regeneration fördern.

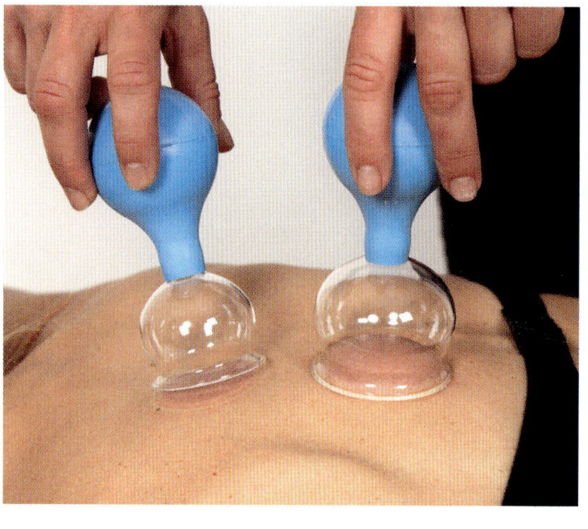

Abb. 1.8: Traditionelle Schröpfgläser mit Vakuumpumpe.

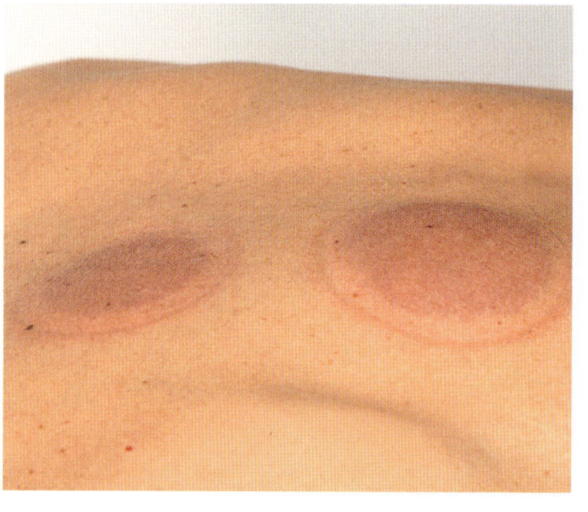

Abb. 1.9: Typische Hautabdrücke nach der Anwendung.

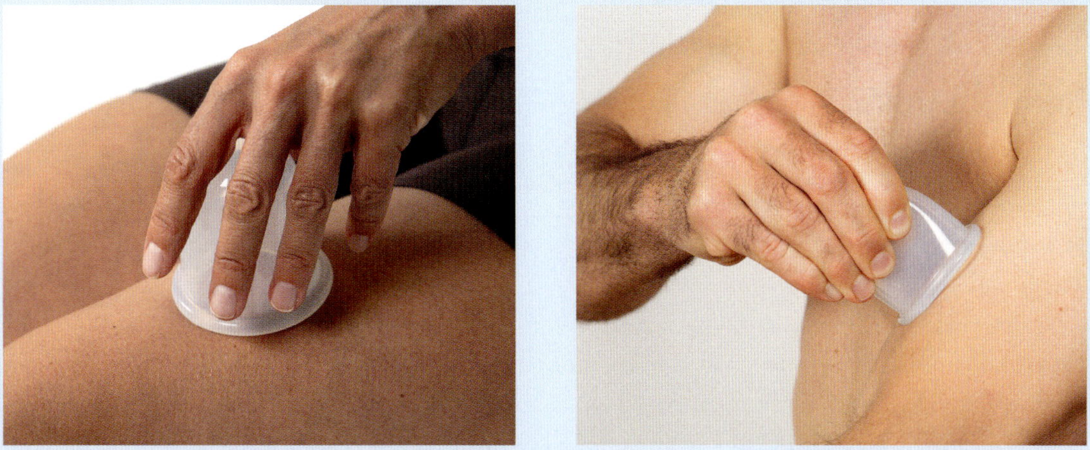

Abb. 1.10: Der Cup wird mit den Fingern zusammengedrückt und auf die nackte Haut aufgesetzt.

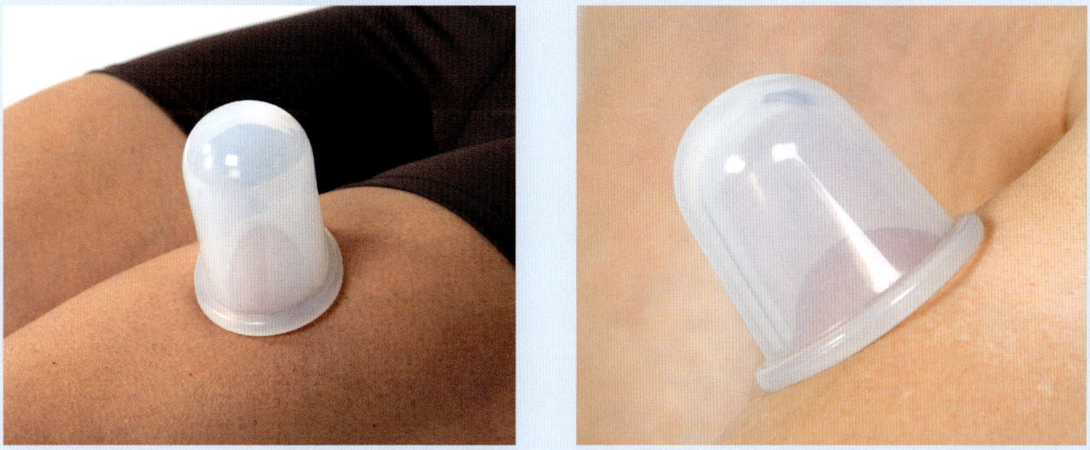

Abb. 1.11: Der im Cup aufgebaute Unterdruck saugt das Gewebe an.

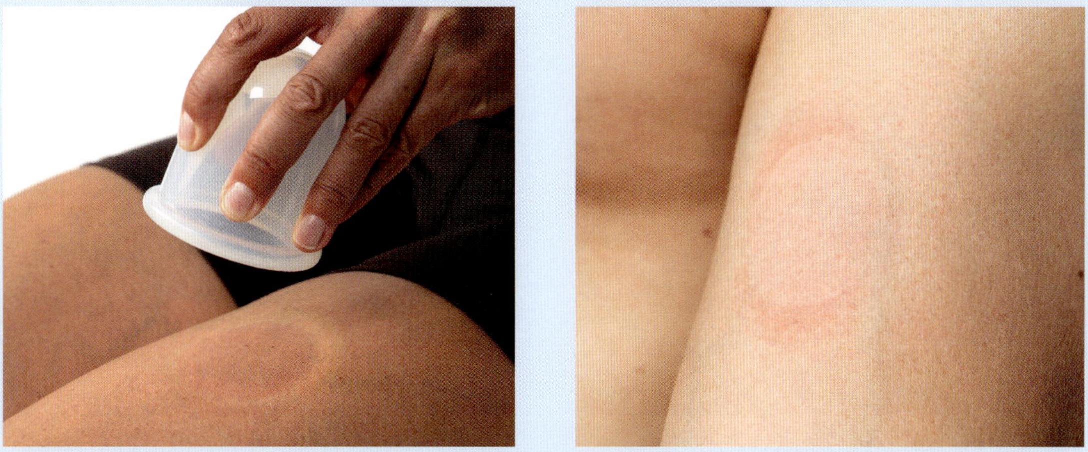

Abb. 1.12: Der Unterdruck im Cup erzeugt einen rötlichen Abdruck auf der Haut, der auch mal stärker sein kann.

1.4 Was passiert eigentlich beim Cupping?

Wo wirkt Cupping und welche Wirkung hat es auf unsere Faszien?
Wenn wir mit Cupping an unserem Körper arbeiten, erzielen wir eine Wirkung in erster Linie über unsere Haut und unsere Faszien. Diese Wirkung ist aber nicht lokal begrenzt. Über die Faszien wirkt das Cupping auch auf weiter entferntes Gewebe.
Faszien, auch Bindegewebe genannt, die alles im Körper miteinander vernetzen, sind ein spannendes Gewebe in unserem Organismus. Erst die aktuelle Forschung konnte mit modernen Methoden zeigen, wie wichtig die Faszien für unseren Körper sind.

Faszien sind ein Spannungsnetzwerk, das unseren ganzen Körper durchdringt, umhüllt und alles miteinander verbindet. Dieses Spannungsnetzwerk ist keine isolierte Struktur. Im Gegenteil: das komplette Gewebe in unserem Körper muss als ein zusammengehöriges Ganzes betrachtet werden. Durch die Vernetzung über diese Faszienketten (s. Abb. 1.14–1.18) wirkt das Cupping auch auf andere Bereiche in unserem Körper. Außerdem gibt es direkte Verbindungen zwischen der Haut und tieferen Strukturen. Auch Muskeln sind strukturell direkt mit den Faszien verbunden und bilden körperweite Muskel- und Faszienketten. Zudem existieren auch Verbindungen von Organen zu bestimmten Hautarealen und vieles mehr. Mit diesem Wissen können wir mit Cupping auf unseren ganzen Körper einwirken.

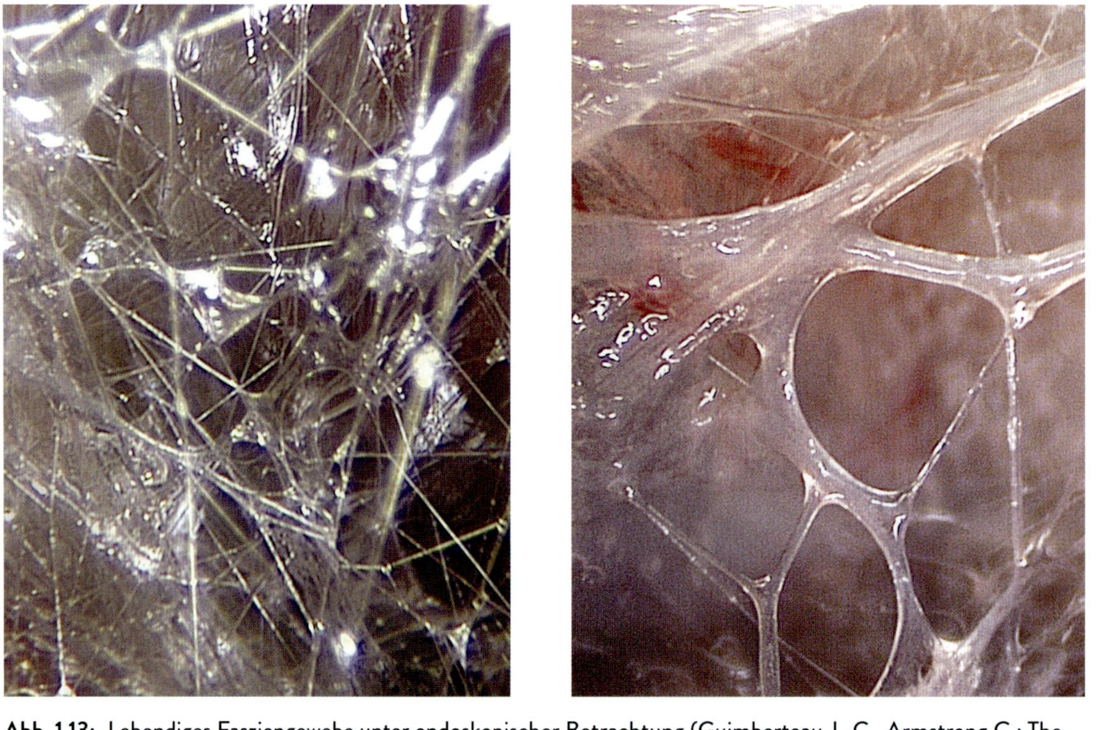

Abb. 1.13: Lebendiges Fasziengewebe unter endoskopischer Betrachtung (Guimberteau J.-C., Armstrong C.: The Architecture of Living Fascia © Handspring Publishing Ltd., 2015).

Wichtige myofasziale Ketten: Rückenlinie

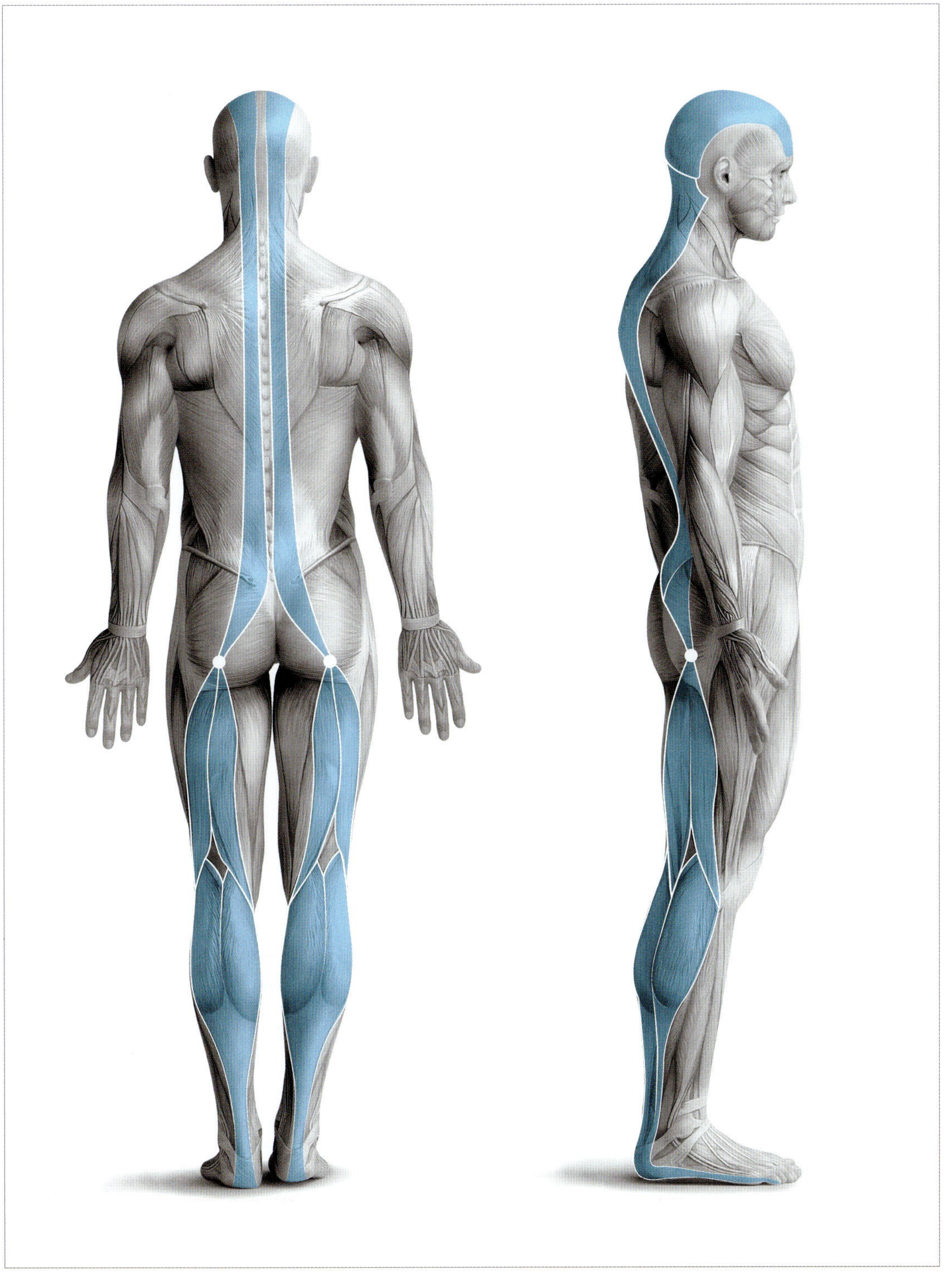

Abb. 1.14: Oberflächliche Rückenlinie (blau) von hinten und von der Seite.

Wichtige myofasziale Ketten: Frontallinie

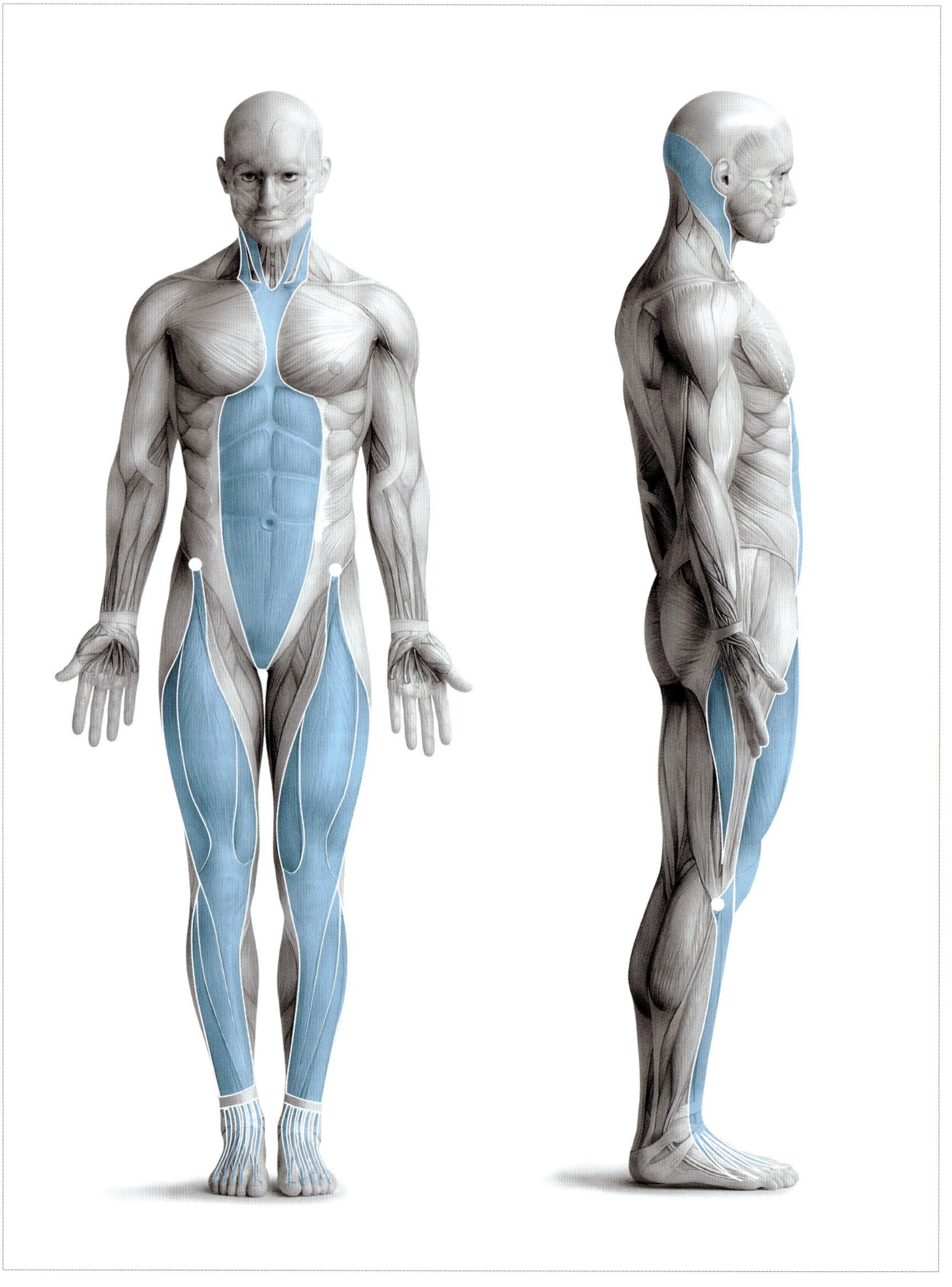

Abb. 1.15: Oberflächliche Frontallinie (blau) von vorn und von der Seite.

Wichtige myofasziale Ketten: Seitenlinien

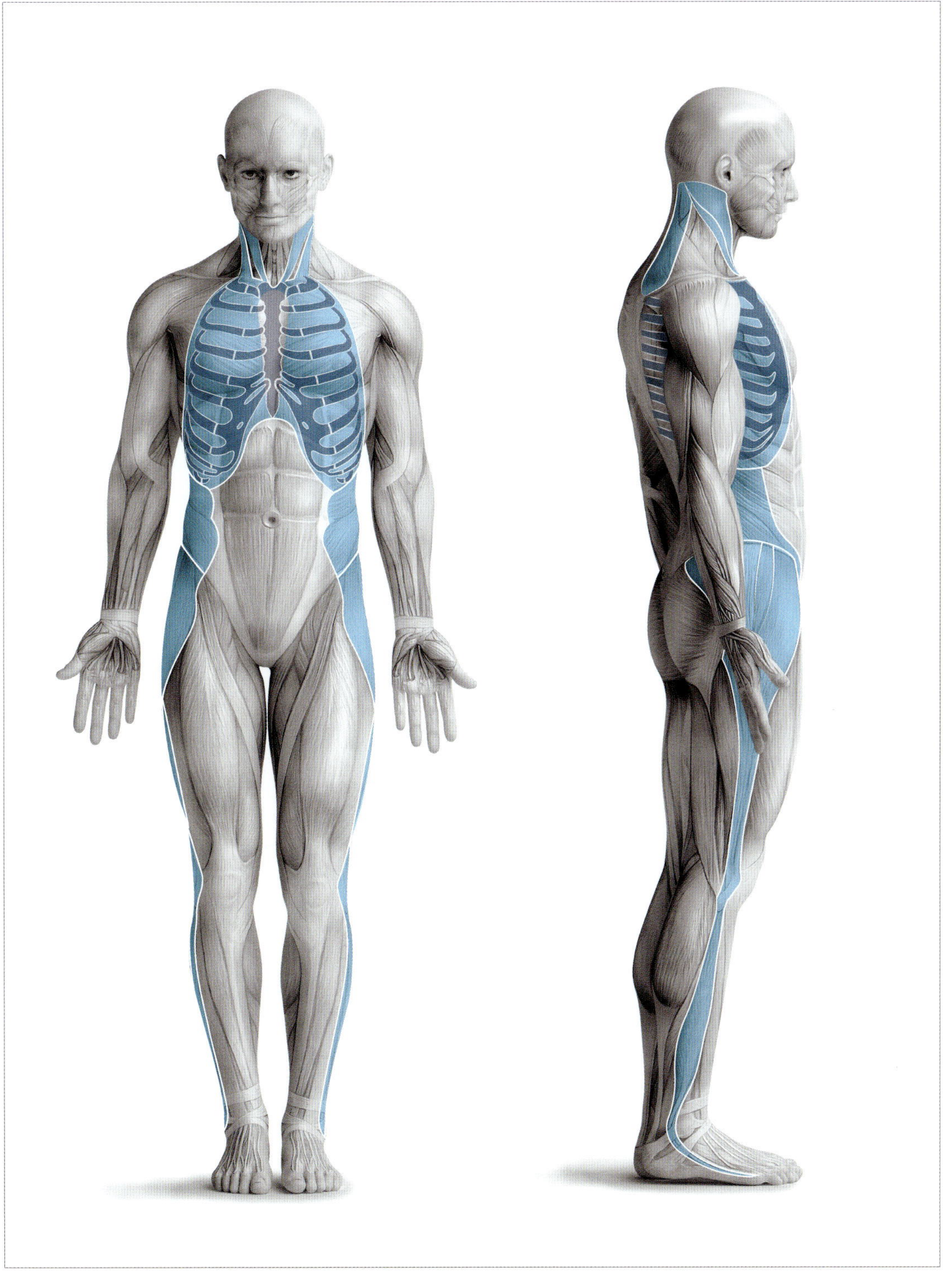

Abb. 1.16: Seitlinien (blau) von vorn und von der Seite.

Wichtige myofasziale Ketten: Spirallinien

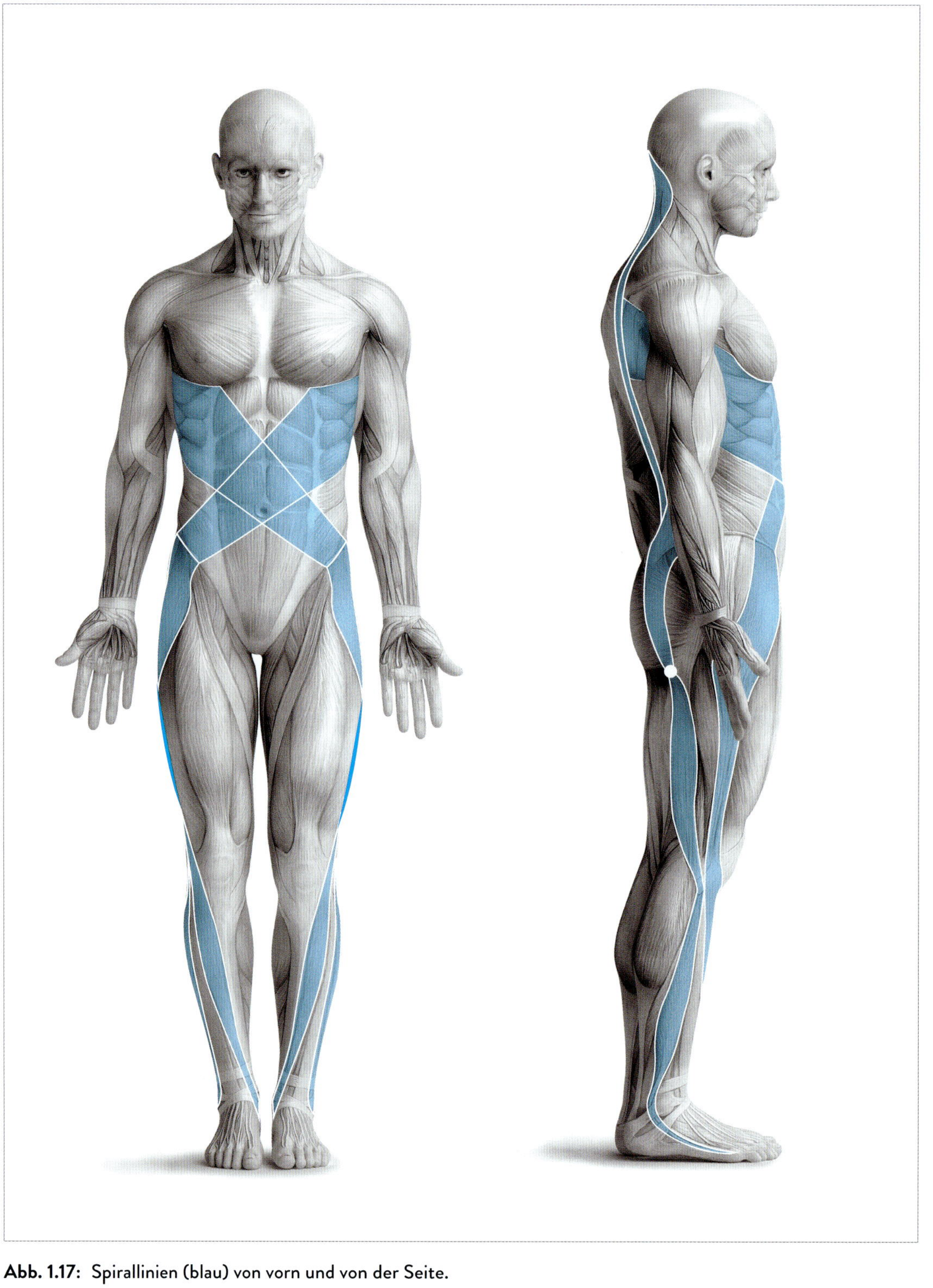

Abb. 1.17: Spirallinien (blau) von vorn und von der Seite.

Wichtige myofasziale Ketten: Armlinien

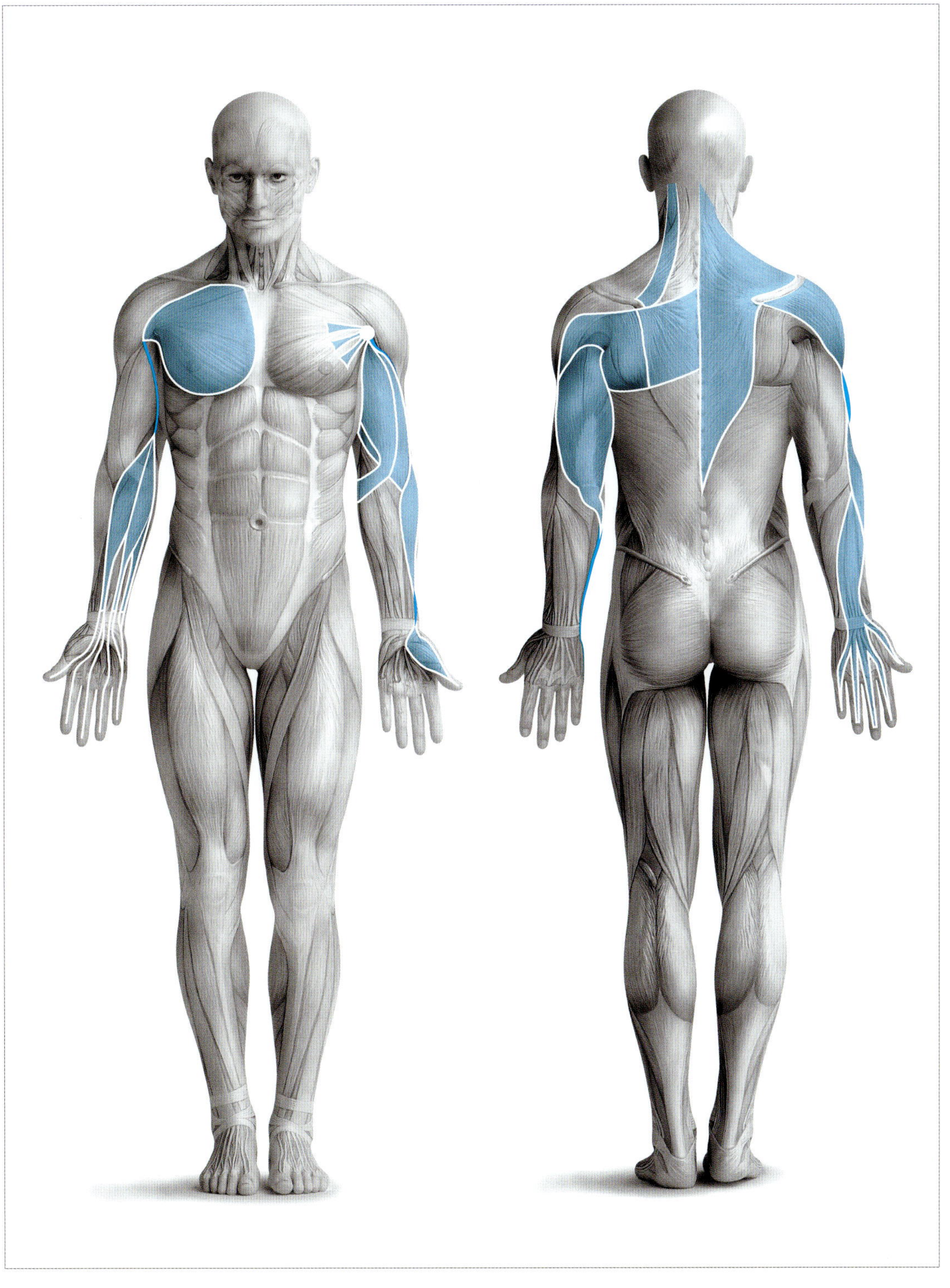

Abb. 1.18: Armlinien (blau) von vorn und hinten.

10 Fakten über unsere Faszien –

Faszien haben viele und spannende Aufgaben in unserem Körper. Hier sind 10 Fakten zu unserem Spannungsnetzwerk Fasziengewebe.

1. Kontinuität:

Faszien verbinden unseren ganzen Körper mit- und untereinander. Ununterbrochen gibt es eine ganzheitliche Verbindung über und durch den ganzen Körper. Darüber kann man mit Cupping auch eine Fernwirkung erreichen.

2. Elastizität und Kraftentladung:

Eine wichtige Eigenschaft: Faszien sind flexibel und elastisch, gleichzeitig aber auch zugfest und widerstandsfähig. Ähnlich wie ein Gummi mit Jo-Jo-Effekt unterstützen die Faszien damit die Muskulatur bei kräftigen Bewegungen.

3. Kontraktion:

Stabilität und Verspannung: Die Zellen in den Faszien können sich unabhängig von der Muskulatur zusammenziehen und somit die Spannung erhöhen. Damit sorgen sie unter anderem für eine aufrechte Haltung und stabile Beinachsen.

4. Bewegungs- und Gleitfähigkeit:

Die Faszien sorgen in jeder einzelnen Zelle, in jedem Muskel, in allen Gewebsschichten und zwischen den Organen für Gleitfähigkeit. Davon hängt unsere Gesamtbeweglichkeit ab.

5. Formgebung:

Faszien formen unseren Körper durch ihre Stütz- und Bindefunktion und sind damit auch für das Erscheinungsbild des Körpers verantwortlich.

6. Hydration:

Die Matrix der Faszien besitzt eine hohe Wasserbindungsfähigkeit. Eine Faszie besteht zu 68 % aus Wasser, das in gelförmigen Zustand gebunden ist. Das ist zum einen wichtig für die Bewegungs- und Gleitfähigkeit insgesamt, zum anderen sorgt diese Wasserbindung für den Transport von Nähr- und Botenstoffen sowie von Abfallprodukten aus unserem Stoffwechsel.

7. Sinnesorgan:

Im Fasziengewebe befinden sich viele verschiedene Sensoren und Nervenzellen, die aufgenommene Informationen an das Gehirn weiterleiten. Diese Sensoren ermöglichen die passende Reaktion auf unsere Umwelt. Zum Beispiel die Tastsensibilität unserer Fingerspitzen oder die Wahrnehmung von Vibrationen, Muskelspannung, Druck oder veränderte Körperpositionen.

8. Schmerzwahrnehmung:
Freie Nervenendungen im faszialen Gewebe dienen als Schmerzrezeptoren. Sie nehmen thermische, chemische und mechanische Reize wahr und reagieren darauf mit Schmerz.

9. Kommunikationsnetz:
Faszien stehen mit dem vegetativen Nervensystem in Beziehung. Dadurch werden aufgenommene Reize körperweit weitergeleitet. Über dieses Nervensystem haben wir keine bewusste Kontrolle, sondern es regelt unsere Körperfunktionen meist selbstständig.

10. Anpassungsfähigkeit:
Die faszialen Strukturen in unserem Körper unterliegen wie alle anderen Gewebe einem ständigen Umbau. Durch Bewegung und Training passen sich die Faszien an und bleiben gleitfähig. Bei Fehlhaltungen oder Bewegungslosigkeit werden Umbauprozesse reduziert, Fasern verkleben und Schmerzen entstehen.

Wie wirkt Cupping?

› Verformung des Gewebes:

Wenn sich der Schröpfkopf auf der Haut festsaugt wird die Haut dreidimensional verformt:

- **Eine Hautfalte wird eingesogen und es entsteht durch den Sog ein Zug in der Haut im Schröpfkopf.**
- **Dieser Zug wirkt auf die Sensoren in diesem Bereich der Haut:**
  - Freie Nervenenden reagieren auf chemische oder thermische Reize und lösen bei Verletzungen die Schmerzwahrnehmung im Gehirn aus.
  - Ruffini-Körperchen nehmen die Stärke der Hautdehnung wahr.
  - Vater-Pacini-Körperchen nehmen Vibrationen auf.
  - Meissner-Körperchen registrieren, wie schnell die Haut eingedrückt wird.
  - Merkel-Zellen nehmen die anhaltende Berührung wahr.

→ *Diese Sensoren melden alle Empfindungen dem zentralen Nervensystem, also unserem Gehirn.*

- **Der Rand des Schröpfkopfes drückt sich dabei tief in die Haut und übt einen Druck aus.**
- **Dieser Druck wirkt sich auf die Gefäße in diesem Areal aus.**
  - Dort wird die Durchblutung beeinträchtigt oder sogar unterbunden.
- **Um den Schröpfkopf herum ist die Haut einem Zug ausgesetzt.**

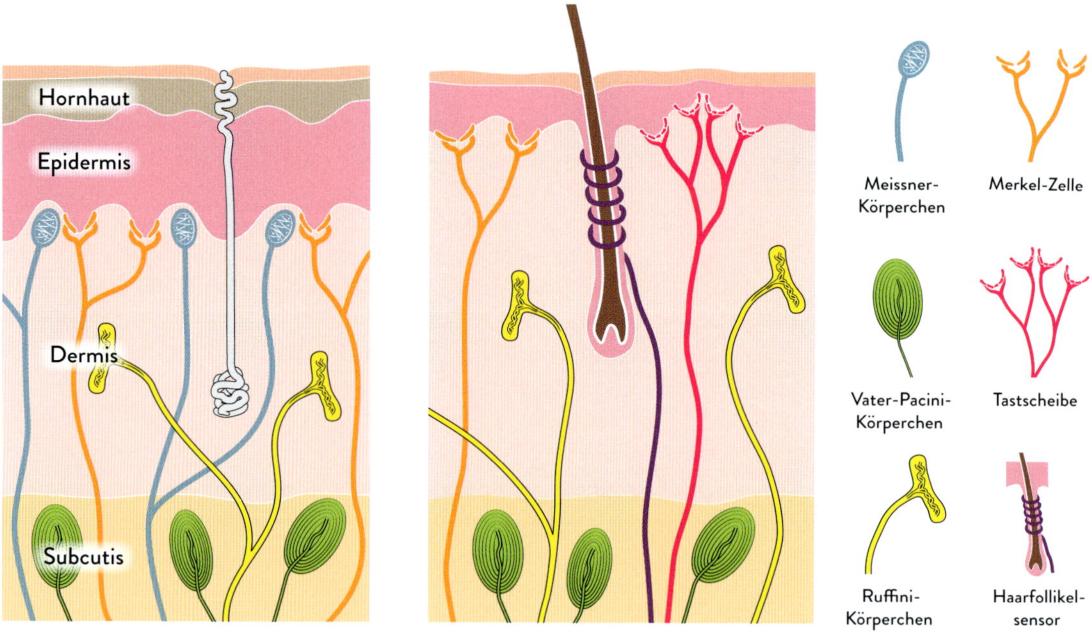

Abb. 1.19: Mechanorezeptoren besitzen unterschiedliche Formen und Funktionen. Merkel-Zellen, Meissner- und Ruffini-Körperchen sowie Tastscheiben sitzen in der Lederhaut (Dermis). Sie nehmen vor allem Druck-/Dehnungsreize wahr und ermöglichen somit unseren ausgeprägten Tastsinn. In der Unterhaut (Subkutis) liegen die Vater-Pacini-Körperchen, die insbesondere Vibrationen wahrnehmen.

› Ausschüttung von Gewebshormonen:

Durch die oben beschriebenen Reaktionen reagieren auch die Mastzellen in der Haut. Sie gehören zur körpereigenen Abwehr und enthalten Botenstoffe, darunter auch Histamin und Heparin.

- **Die Mastzellen schütten jetzt das Histamin aus.**
- **Dadurch erweitern sich die Blutgefäße.**
- **Die Hautnerven werden gereizt und es kommt zu einem Juckreiz ähnlichen Gefühl.**

› Gewebeunterdruck:

- **Im Schröpfkopf besteht ein Vakuum, der einen Sog in der Haut auslöst.**
- **Das setzt sich auch in tiefere Schichten der Haut fort.**
- **Venöses Blut und Lymphe werden dadurch zum Schröpfkopf gesaugt.**
- **Lymph- und Blutgefäße direkt im Schröpfkopf werden entfaltet.**
- **Es kommt dort zu einer passiven Mehrdurchblutung (Passive Hyperämie).**

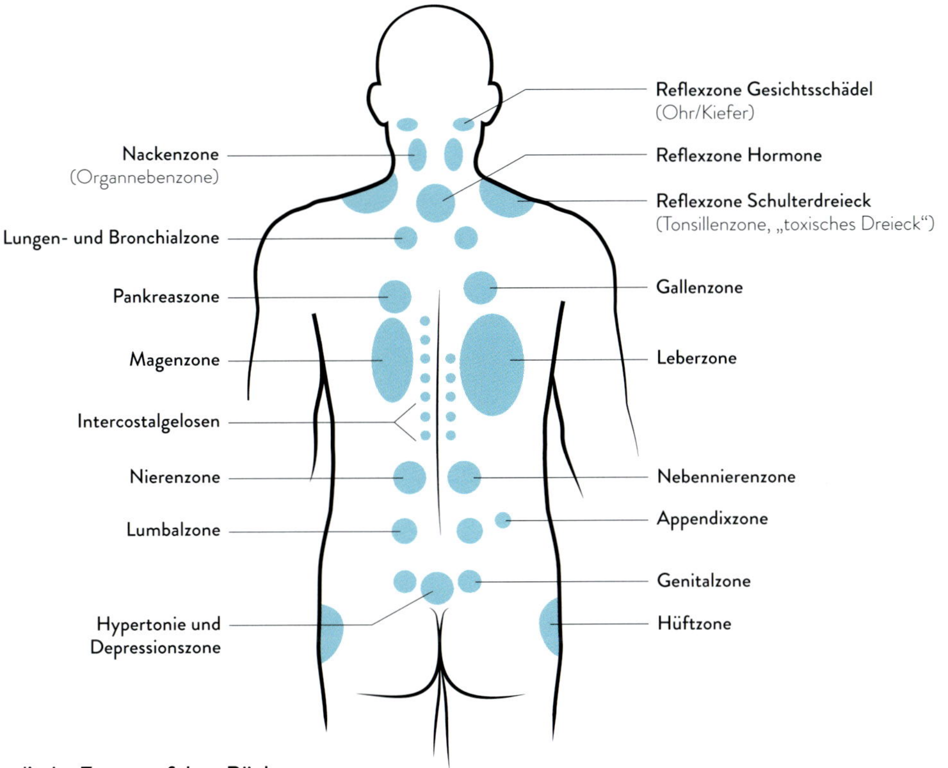

Abb. 1.20: Head'sche Zonen auf dem Rücken.

› Aktive Mehrdurchblutung (Reaktive Hyperämie):

- **Nach Entfernen der Saugglocke erweitern sich die Arterien unter dem Einfluss von Histamin.**
- **Es kommt zu einer aktiven Mehrdurchblutung in dem Areal.**
- **Diese reaktive Hyperämie bleibt einige Zeit erhalten.**
- **Sie ist verantwortlich für die Wirkung des Schröpfens.**

› Wirkung auf Organe:

Head'sche Zonen (s. Abb. 1.20) sind Bereiche der Haut, die über ein Rückenmarksegment mit bestimmten Organen verbunden sind.

Bei Erkrankung eines Organs kommt es zu Schmerzen auf dem entsprechenden Hautbezirk, zum Beispiel Schmerzen im linken Arm bei einem Angina pectoris Anfall (übertragener Schmerz). Wird in solch einem Areal ein Cup aufgesetzt, erreichen wir dadurch auch das dazugehörende Organ.

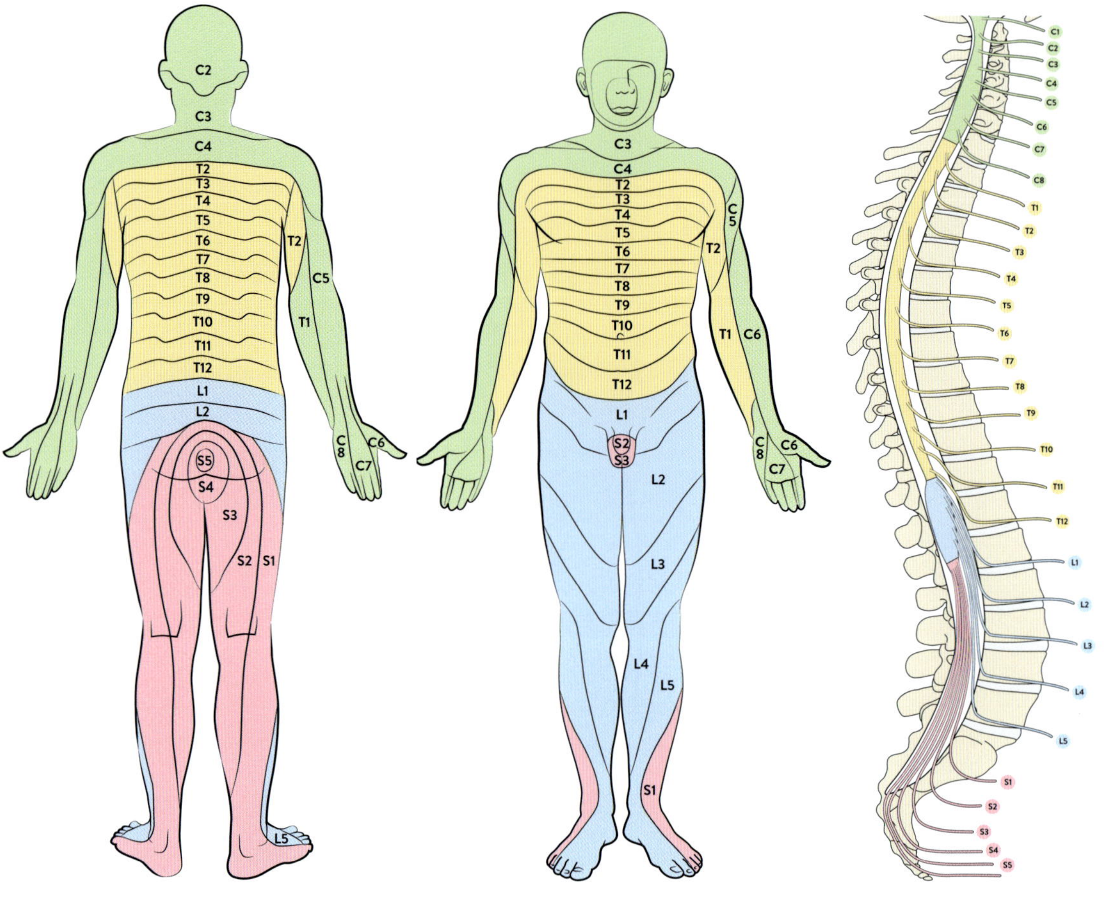

Abb. 1.21: Dermatome und ihre Zugehörigkeit zu den Segmenten der Wirbelsäule.

ORGAN	DERMATOM	SCHMERZREAKTION
Herz	C3–4, Th1–5	links am Thorax, linker Arm
Zwerchfell	C4	Schulter
Lungen	C3–4	jeweilige Körperseite
Magen	Th6–9	Epigastrisch links
Leber/Gallenblase	Th6–9	rechter Oberbauch
Dünndarm	Th10	um den Nabel
Dickdarm	Th11–L1	Unterbauch
Niere	Th10–L1	Leiste
Eierstöcke	Th12–L4	Unterbauch beidseits

Tabelle: Beispiele für Head'sche Zonen und Dermatome.

› Austritt von Lymphe und Blut in das Gewebe:

Wenn der Sog der Saugglocke über mehrere Minuten anhält, treten Lymphe, Eiweißmoleküle und auch Blutplättchen und -körperchen in das umgebende Gewebe aus. Wieviel Flüssigkeit austritt und wann das passiert, ist von verschiedenen Faktoren abhängig:

- **Beschaffenheit der Haut**
- **Alter**
- **Saugstärke**
- **Behandlungszeit**
- **evtl. eingenommene Medikamente**

Durch den Austritt von Blut und Lymphe werden Fress- und Abwehrzellen freigesetzt, um vor Ort „aufzuräumen".

› Steigerung der Stoffwechselaktivität:

Durch den Druck auf die Haut am Rand der Saugglocke entsteht eine Minderdurchblutung (s. o.). Wenn die Saugglocke dann entfernt wird, kommt es zu einer plötzlichen Durchblutungssteigerung mit Erhöhung der Stoffwechselaktivität.

› Das kann man mit Cupping erreichen:

- Präventive Behandlung als Verletzungsprophylaxe
- verbessertes Hautbild
- Hautstraffung
- Verbesserung der Dehnfähigkeit
- örtlich verbesserte Durchblutung
- allgemein verbesserte Durchblutung
- damit Steigerung und Regulierung der Stoffwechselaktivität
- Aktivierung des Immunsystems
- Mobilisierung und Regeneration der Faszien
- damit mehr Bewegungsfreiheit
- Mobilisierung von alten/verheilten Narben
- Fernwirkung ausgehend von den Head'schen Zonen und den Dermatomen auf die dazugehörenden Organe

1.5 Worauf muss man vor und nach der Anwendung achten?

Das moderne Cupping kann sehr vielfältig eingesetzt werden. Durch die Materialeigenschaft des Silikons ist der Unterdruck im Cup nicht so groß wie in einem Glas. Trotzdem gibt es vor, während und nach der Anwendung einiges zu Beachten. Cupping wirkt durchblutungsfördernd und stoffwechselanregend, unter bestimmten Voraussetzungen sollte es deshalb nicht angewendet werden.

Hier sollte Cupping generell nicht eingesetzt werden (Kontraindikationen):
- spontane Blutungsneigung
- bei gerinnungshemmenden Medikamenten
- Bluterkrankungen
- Hautkrebs
- Viruserkrankungen (z. B. Herpes, Gürtelrose)
- starke Allergien
- sehr empfindliche, dünne Haut

Eingeschränkte Anwendung im Einsatzbereich des Cuppings:
- offene Hautverletzungen
- Entzündungen der Haut, Hauterkrankungen (z. B. Neurodermitis, Rosacea)
- Krampfadern
- Frakturen
- direkt über dem Herz bei Herzerkrankungen
- Missempfindungen der Haut
- bei Diabetes mellitus an den unteren Extremitäten

Empfohlene Anwendung (Indikationen):
- Anregung der Stoffwechselaktivität
- Mobilisierung des Bewegungsapparates
- Faszienverklebungen
- Muskelverhärtungen und Myogelosen
- Muskelverkürzungen
- Cellulite
- Durchblutungsstörungen im verhärteten Gewebe
- Hexenschuss
- Spannungs-Kopfschmerzen
- Überlastungssyndrome, z. B. Karpaltunnelsyndrom oder Sehnenscheidenentzündungen
- Mobilisierung von verhärteten Narben
- Falten bzw. Elastizitätsverlust

Nebenwirkungen/Nachwirkung: Die Haut der behandelten Stelle kann nach der Behandlung empfindlich und stark gerötet sein. Zudem bilden sich evtl. Blutergüsse. Diese sind aber gewollt und verblassen wieder nach einer Weile. Nur wer sehr empfindliches Gewebe hat kann deutliche Blutergüsse bekommen. Bei sehr sensibler Haut, z. B. bei einer Rosacea im Gesicht, kann es evtl. zu Mikroblutungen kommen, die dauerhaft bestehen bleiben. Eine vorsichtige Anwendung ist hier angeraten. Nach dem Cupping sollten Sie sich hinlegen oder eine Ruhezeit gönnen. Dadurch kann sich die Wirkung auf alle Regionen voll entfalten. Unsere Faszien, die wir mit den Cups behandeln, umschließen den gesamten Körper. Es können also verschiedene Fernwirkungen auftreten. Dabei sollten Sie auf Ihr Gefühl achten. Sollten Sie sich unwohl fühlen, Beschwerden länger anhalten oder sich verschlimmern, suchen Sie bitte Ihren Hausarzt auf.

Reinigung: Die Silikoncups können Sie einfach von Hand mit einem Spülmittel bzw. auch in der Spülmaschine reinigen. Zur Desinfektion eignen sich aldehydfreie Desinfektionsmittel.

2 – CUPPING: ALLGEMEINE HANDHABUNG

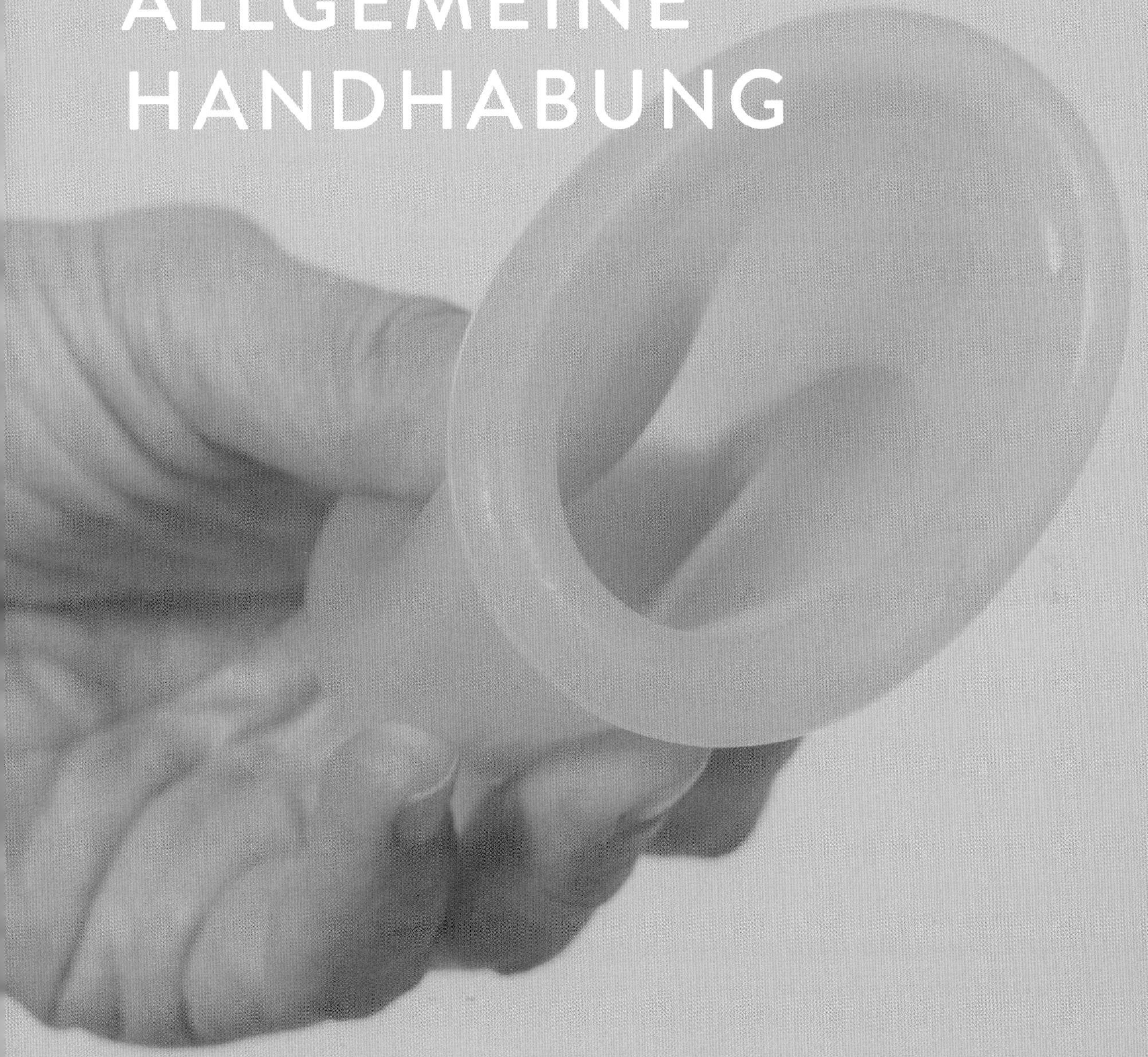

2 Cupping – allgemeine Handhabung

Wie benutze ich die Silikoncups?
Im Vergleich zu den traditionellen Schröpfgläsern aus Glas besitzen die modernen Cups aus Silikon einige Vorteile und sind einfach zu handhaben.

Diese praktische Silikon-Variante eignet sich besonders für die Anwendung zu Hause. Hergestellt werden die modernen Cups aus hochwertigem, medizinischem Silikon. Sie sind langlebig, bruchsicher, leicht zu handhaben und schnell zu reinigen. Wenn Sie wissen, welchen Bereich am Körper Sie cuppen möchten, wählen Sie einen Cup in der gewünschten Größe. Dann einfach zusammendrücken, aufsetzen und los geht's.

Welche Größe eignet sich für die verschiedenen Körperregionen?
Für die Anwendungen auf den unterschiedlichen Körperregionen gibt es Cups in den unterschiedlichsten Größen und Formen.

Wichtig: Je größer der Bereich ist, den Sie behandeln wollen, desto größer sollte der Cup sein. Ein großer Cup erzeugt mehr Unterdruck und damit kann mehr Gewebe in den Cup eingezogen werden.

Je sensibler die Haut ist, zum Beispiel im Gesicht, desto kleiner sollte der Cup sein. Der Unterdruck in den kleinen Cups ist nicht so groß, dadurch wird das Gewebe sanfter behandelt. Größere Cups eigenen sich für den Rücken und die Beine. Die mittleren Cups kann man gut für die Schultern, Arme und Hände nutzen. Die kleinen Cups eignen sich für das Gesicht und den Nacken. Dort soll nicht so viel Unterdruck aufgebaut werden, weil das Gewebe sensibler ist.

Wie entsteht nun der Unterdruck in den Silikoncups?
Der Unterdruck muss vorher nicht umständlich durch Hitze oder mit einer Vakuumpumpe erzeugt werden. In den Silikoncups entsteht er rein mechanisch durch festes Zusammendrücken mit den Fingern. Aber natürlich gibt es einen Unterschied zu den traditionellen Schröpfgläsern aus Glas: In den Silikoncups entsteht ein etwas niedrigerer Unterdruck. Zum einen reduziert dieser niedrigere Unterdruck die Nebenwirkungen, wie zum Beispiel runde Hämatome. Zum anderen wird eben genau damit das Wirkungsspektrum erweitert.
Die Cups können auch auf empfindlicheren Körperregionen, wie im Gesicht oder Dekolleté, eingesetzt werden.

Wie setze ich die Cups am besten auf?
Sie pressen den Cup mit den Fingern zusammen (s. Abb. 2.3) und setzen den fest zusammengedrückten Cup auf die Stelle auf, die Sie cuppen möchten (s. Abb. 2.4). Wenn der Cup fest auf der Haut aufsitzt und sein Rand die Hautoberfläche dicht umschließt, lassen Sie den Cup los (s. Abb. 2.5). Durch den Unterdruck wird das Gewebe in den Cup hineingezogen.

Wenn das Gewebe sehr fest ist, der Unterdruck zu niedrig oder der Cup für die zu behandelnde Stelle zu groß ist, fällt der Cup

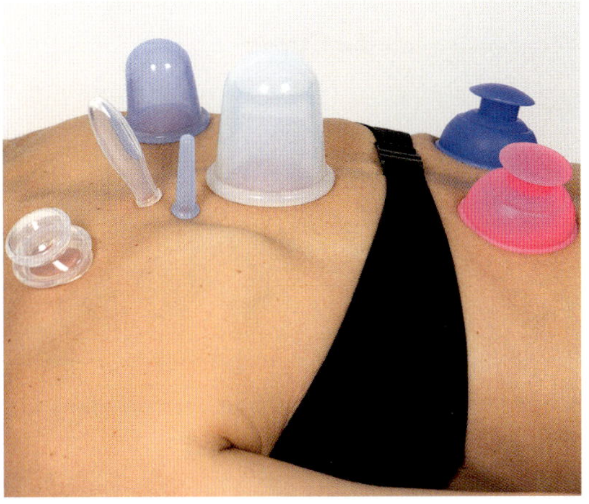

Abb. 2.1: Cups in verschiedenen Formen und Größen.

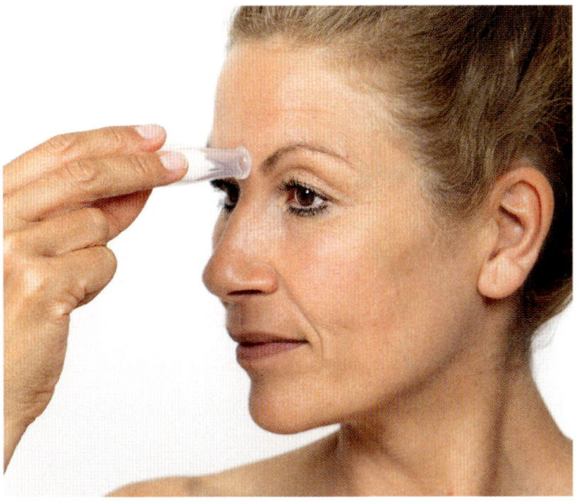

Abb. 2.2: Sensible Gesichtshaut = kleiner Cup.

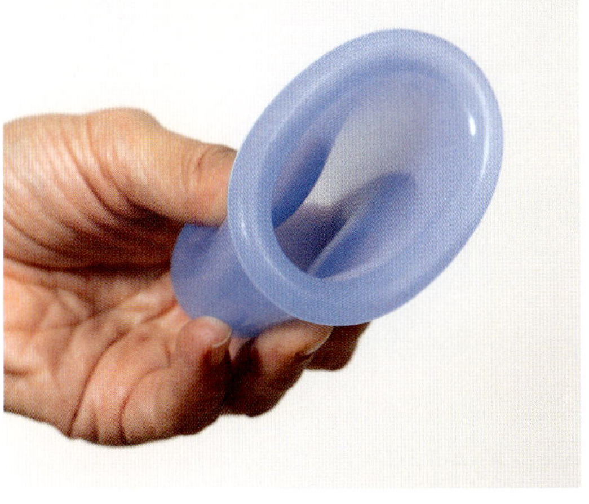

Abb. 2.3: Den Cup mit den Fingern zusammenpressen ...

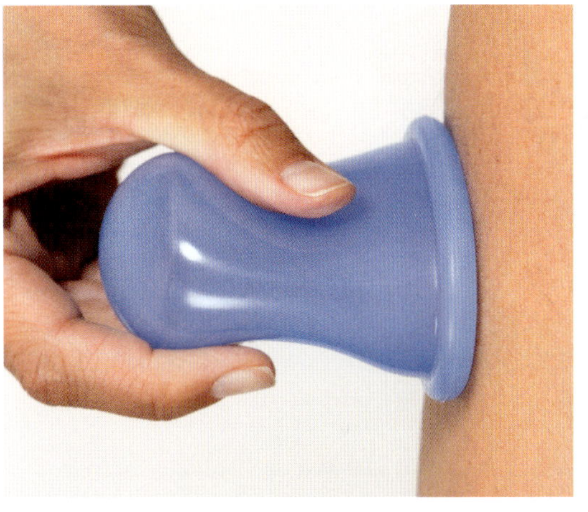

Abb. 2.4: ... und fest auf die Haut drücken.

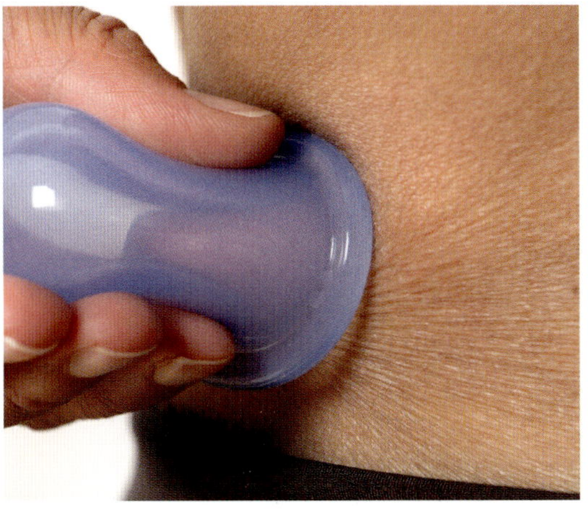

Abb. 2.5: Das Gewebe wird in den Cup hineingezogen.

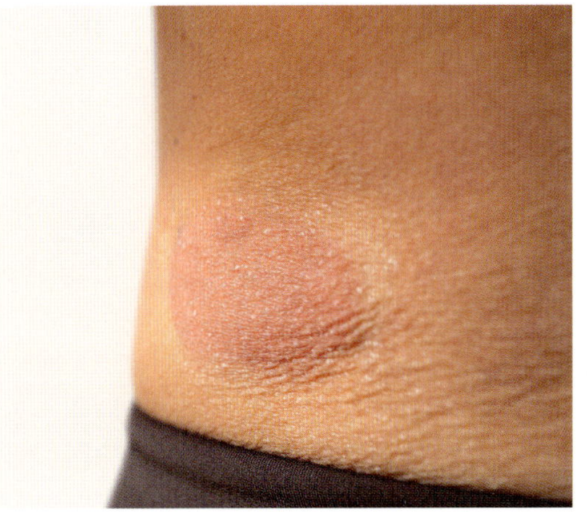

Abb. 2.6: Hautrötung nach der Behandlung.

wieder ab. Probieren Sie es einige Male und entwickeln Sie ein Gefühl für die Handhabung. Wenn Sie sehr festes Gewebe besitzen, ist es sinnvoll vorher etwas Massagelotion oder -öl auf die Haut aufzutragen. Damit gelingt Ihnen auch das Sliding (s. S. 46) besser. Aber achten Sie darauf, dass Sie nur sehr wenig Öl (oder Lotion) auftragen und sparsam damit umgehen. Bei einem Zuviel davon fällt der Cup rasch wieder ab.

Wie reinige ich die Cups?
Die Reinigung erfolgt am besten mit einer milden Seife oder mit Spülmittel unter lauwarmem, fließendem Wasser. Anschließend am besten lufttrocknen lassen.

Aufbewahrung
Die Cups sollten an einem trockenen, luftigen und dunklen Ort aufbewahrt werden, wie zum Beispiel im Kleiderschrank o. ä.

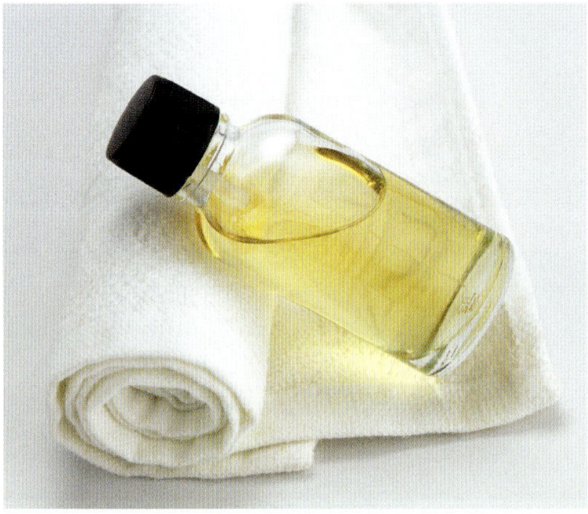

Abb. 2.7: Lotion oder Massageöl für eine bessere Gleitfähigkeit des Cups auf der Haut.

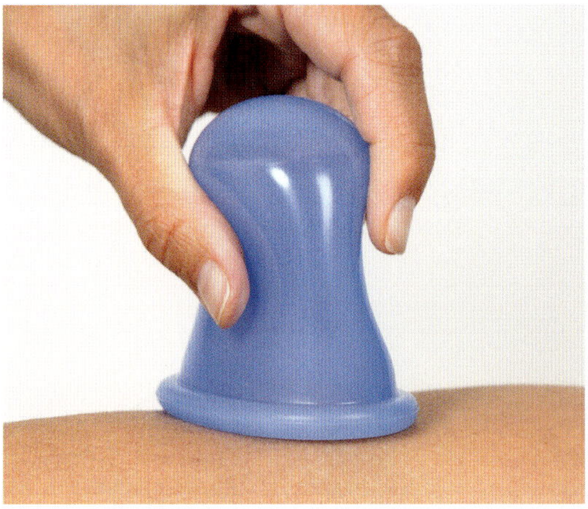

Abb. 2.8: Aufsetzen des Cups auf die Haut, das Gewebe wird durch den Unterdruck hineingezogen.

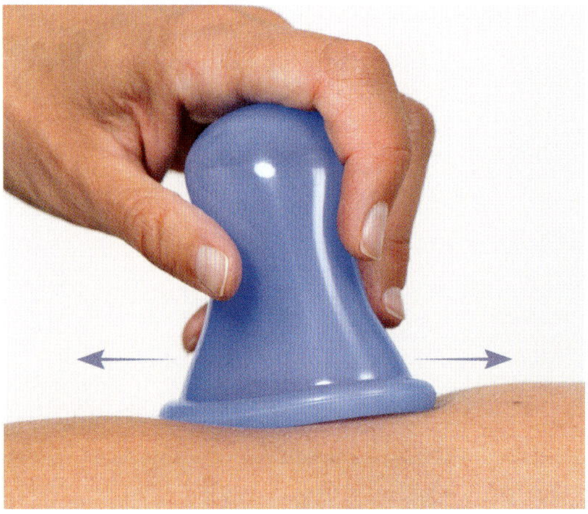

Abb. 2.9: Der Cup wird mit Unterdruck auf dem Areal verschoben (s. auch Sliding, S. 46).

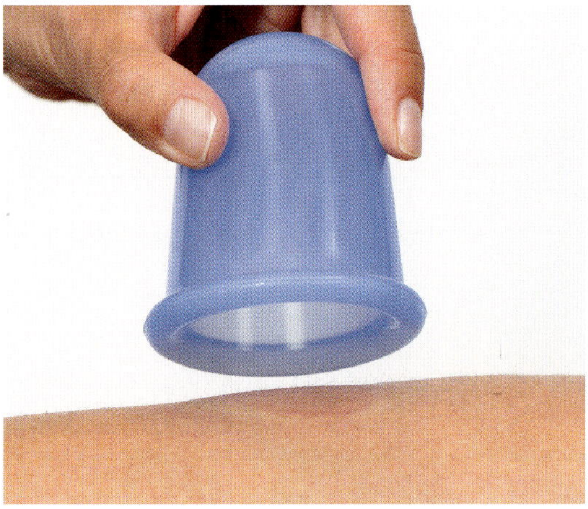

Abb. 2.10: Den Cup mit einem „Plop" lösen, ein typischer runder roter Abdruck wird sichtbar.

3 – CUPPING TECHNIKEN

Sie können die Cups, wie in der allgemeinen Handhabung erläutert, einfach aufsetzen und sie dort belassen. Auch das wirkt auf die Faszien. Aber es gibt weitere Techniken, mit denen man effektiv arbeiten kann. Auf den folgenden Seiten werden sie beschrieben – unter anderem auch mit Videos. Einfach den QR-Code einscannen und den Clip abspielen.

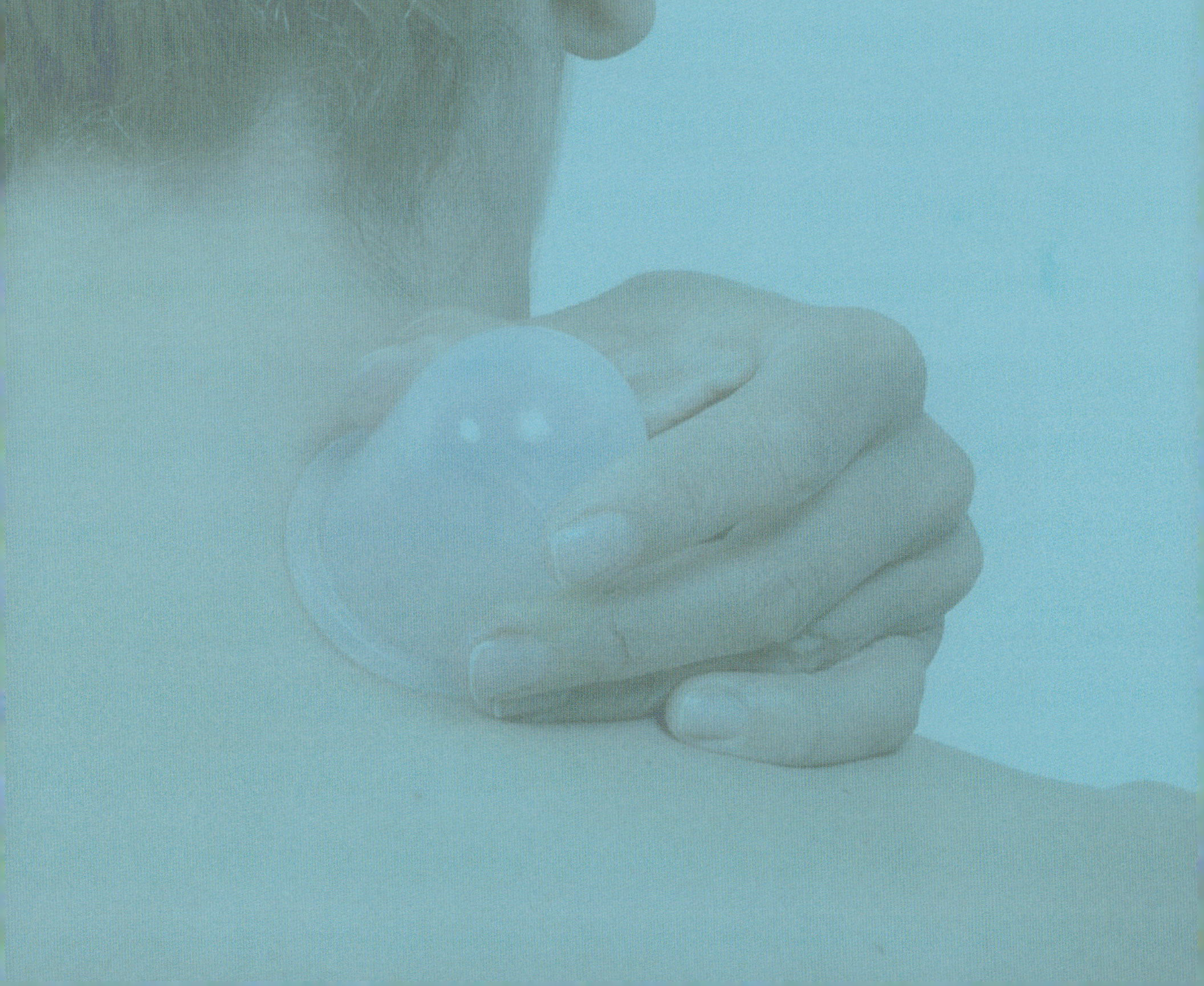

3.1 Expanding

Technik:
Das Körperteil, welches Sie cuppen wollen, wird durch eine klassische Dehnstellung in Vordehnung gebracht. Der Cup wird zusammengedrückt und dann auf die verspannte oder schmerzende Stelle aufgesetzt. Dadurch wird die Dehnung lokal verstärkt.

Wann wird Expanding angewendet?
Vor allen Dingen bei verkürzten Strukturen wie zum Beispiel verspannte Schulter- und Nackenmuskulatur oder bei Rückenschmerzen. Aber auch wenn man die Schultern zu stark hochzieht, weil man gestresst und müde ist, kann man diese Technik anwenden. Auch bei verkürzter Unterschenkelmuskulatur kann diese Technik angewendet werden.

Wie wird Expanding angewendet?
Nehmen wir als Beispiel die Schulter- und Nackenmuskulatur. Dort sitzt ganz häufig ein tiefer Schmerzpunkt, einhergehend mit starken Verspannungen.

Sie sitzen aufrecht, bringen Ihren rechten Arm nach hinten. Dann lassen Sie den Kopf nach links unten hängen. Sie spüren eine Dehnung in der Schulter und im Nacken. Dort setzen Sie jetzt mit der linken Hand den Cup auf die Muskulatur. Bleiben Sie in der Dehnstellung. Wenn die Dehnstellung jedoch zu stark für Sie wird, können Sie Ihre Kopfhaltung, den Arm oder die Schulter leicht verändern.

Was passiert dabei?
Das Cupping in einer Dehnstellung verstärkt den Effekt der Dehnung. Das heißt der Muskel wird dabei effektiver gedehnt. Die stark verkürzten Gewebsschichten werden in den Cup gesogen und dadurch gleitfähiger. Dadurch kommt es zu einer weiteren Dehnung. Ohne Cups wird dieser Effekt nicht erzielt.

Hinweis:
Wenn der Cup in der Dehnposition nicht auf dem Gewebe haftet, setzen Sie den Cup vor Einnahme der Dehnstellung auf den gewünschten Punkt auf und gehen dann in die Dehnposition (s. Abb. 3.3–3.6).

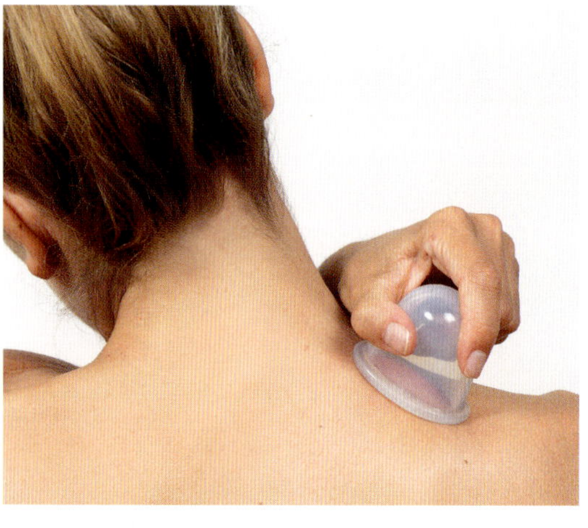

Abb. 3.1: Vordehnung, Aufsetzen des Cups.

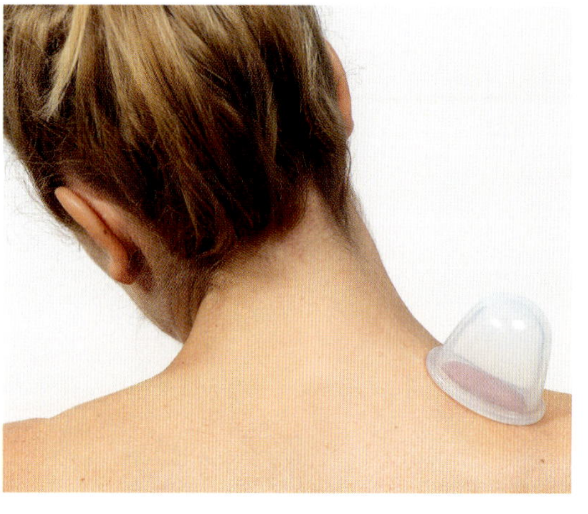

Abb. 3.2: Dehnposition beibehalten.

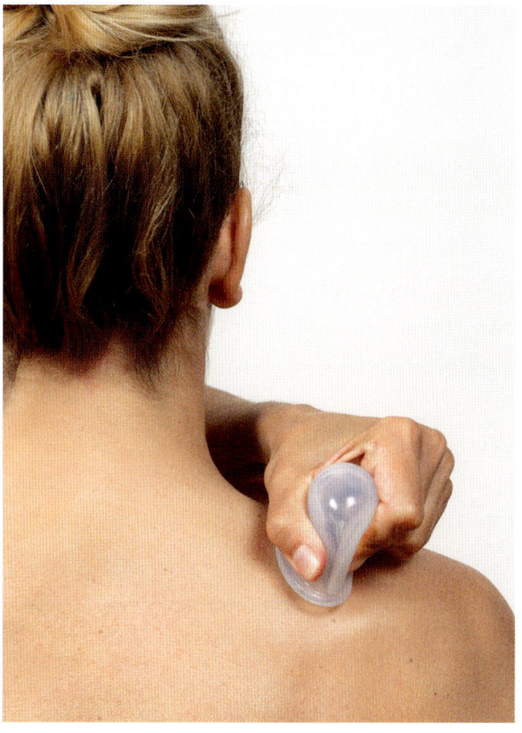

Abb. 3.3: Den Cup zusammendrücken ...

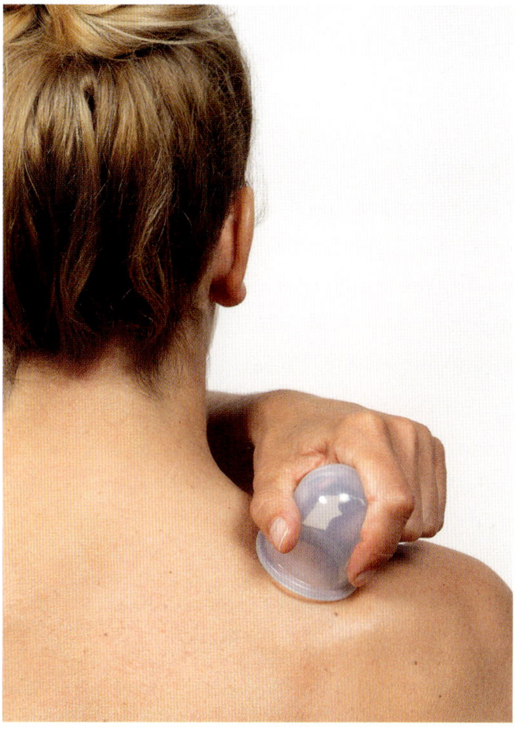

Abb. 3.4: ... und aufsetzen.

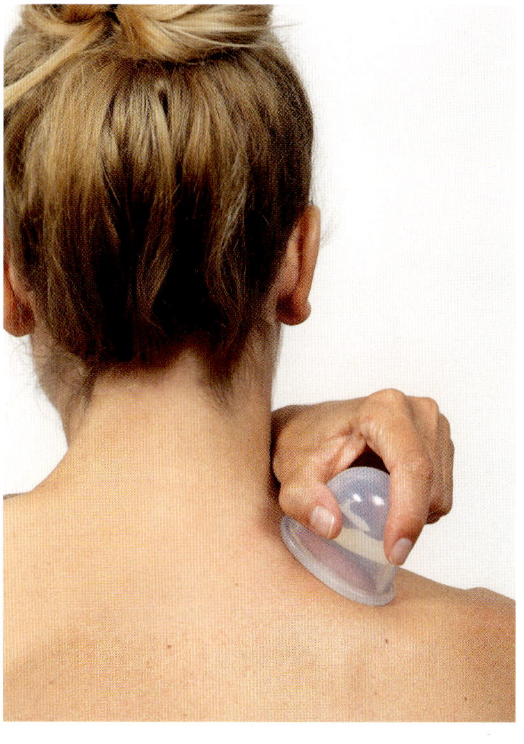

Abb. 3.5: Das Gewebe wird hineingesaugt.

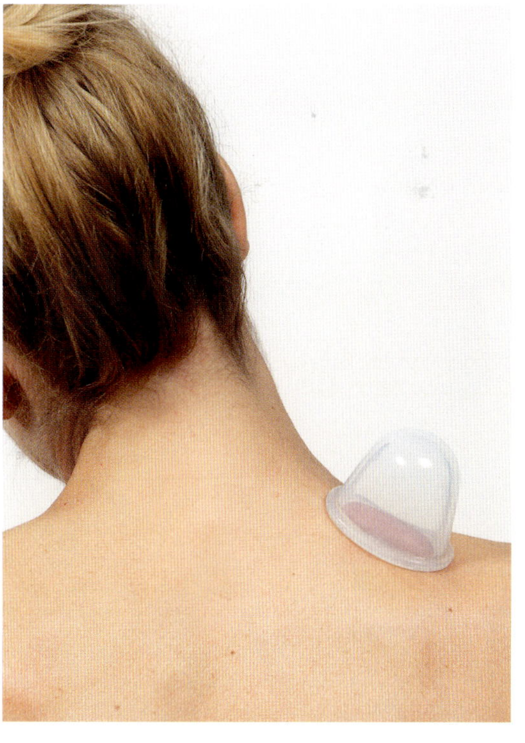

Abb. 3.6: Danach erst in die Dehnposition gehen.

3.2 Mobilizing

Technik
Hierbei setzen Sie den Cup auf einen Muskel und bewegen das darüberliegende oder das nachfolgende Gelenk (s. Abb. 3.7). Das Gewebe im Cup ist einem Zug in das Innere des Cups ausgesetzt. Durch die Bewegung wird das umliegende Fasziengewebe in verschiedene Richtungen bewegt. Dabei entstehen gegenläufige Bewegungen in den verschiedenen Schichten.

Wann wird Mobilizing angewendet?
Diese Technik kann bei Problemen in einem Muskel oder einem Gelenk, zum Beispiel nach Überlastung oder Fehlbelastung, angewendet werden. Aber auch bei verkürzter Muskulatur am Oberarm oder Oberschenkel ist diese Technik sehr effektiv.

Wie wird Mobilizing angewendet?
Setzen Sie den Cup auf den Oberschenkelmuskel und bewegen das angrenzende Kniegelenk. Das heißt, Sie beugen und strecken den Unterschenkel. Der Cup verbleibt dabei auf der Haut bzw. dem Muskel.

Was passiert dabei?
Der lokale Zug im Cup setzt sich im Verlauf des Oberschenkelmuskels bis über das Kniegelenk fort. Dabei werden, wie oben bereits erwähnt, die verschiedenen Faszienschichten gegenläufig bewegt. Es kommt zu einem Lifting-Effekt, der dort für verstärkte Durchblutung und erhöhte Stoffwechselaktivität sorgt. Die Gewebsschichten untereinander werden gelöst.

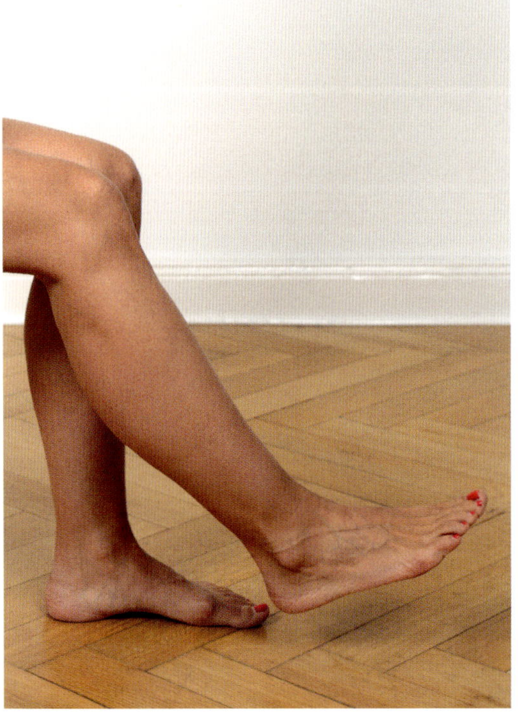

Abb. 3.7: Unterschenkel beugen und strecken.

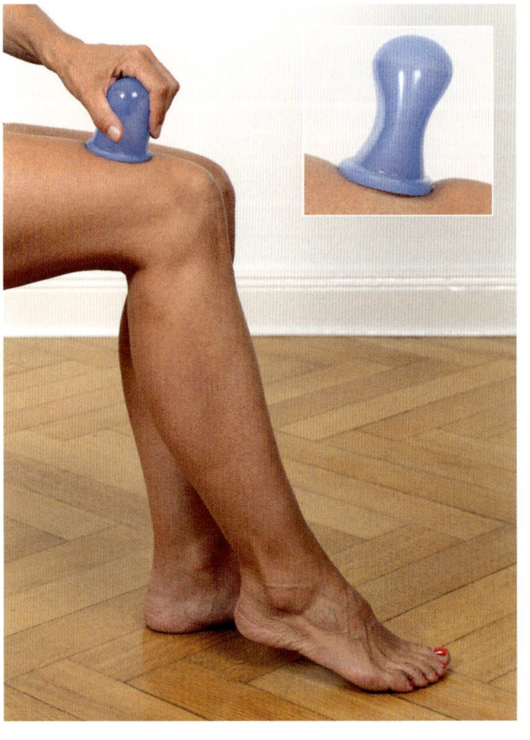

Abb. 3.8: Cup auf den Oberschenkel aufsetzen.

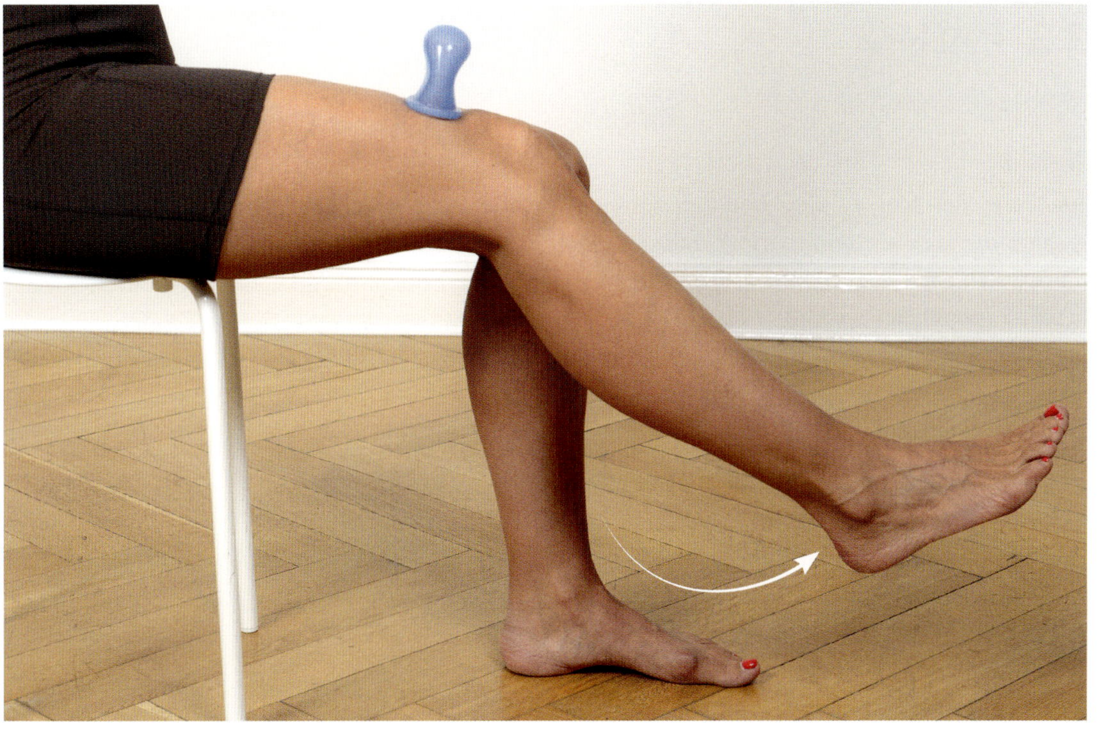

Abb. 3.9: Jetzt den Unterschenkel strecken …

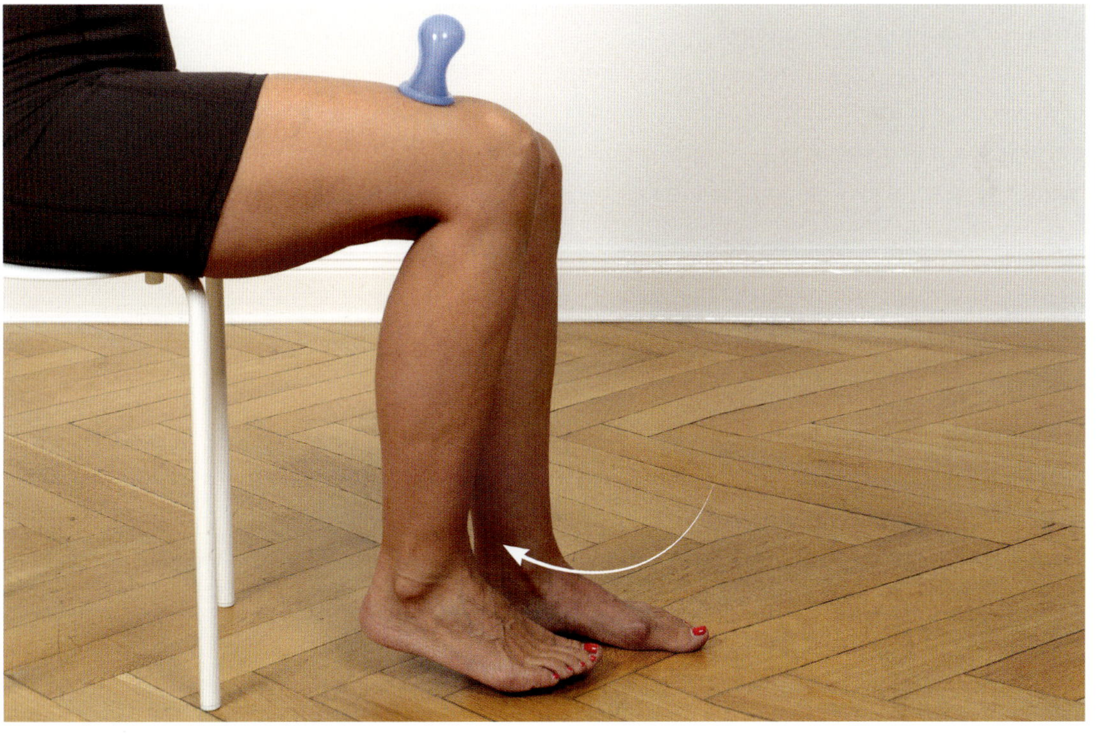

Abb. 3.10: … und wieder beugen. Wiederholen Sie das einige Male.

3.3 Pinching

Technik
Sie setzen den Cup auf die Haut auf, das Gewebe saugt sich ein und Sie ziehen den Cup dann sofort wieder mit einem „Plopp“ ab. Das wiederholen Sie einige Male.

Wann wird Pinching angewendet?
Ähnlich wie bei einer Zupfmassage wird hier das Gewebe gekräftigt und bekommt mehr Stabilität. Diese Technik ist also gut für eine Behandlung gegen Cellulite geeignet. Man kann Pinching aber auch allgemein bei schlechtem Bindegewebe anwenden oder präventiv damit arbeiten. Um Dehnungsstreifen bei einer Schwangerschaft vorzubeugen, können Sie das Gewebe mit Pinching kräftigen.

Wie wird Pinching angewendet?
Sie setzen wie oben beschrieben den Cup mit Unterdruck auf die Haut auf, das Gewebe saugt sich ein und mit einem „Plopp“ ziehen Sie den Cup sofort wieder ab. Sie können bei dieser Technik auf einer Stelle bleiben, kleine Bereiche bearbeiten oder auch großflächig arbeiten. Achten Sie dabei aber darauf, nicht zu lange eine Stelle zu bearbeiten. Starten Sie mit einer mäßigen Dosierung und steigern Sie später die Dosis, wenn Sie wissen, wie Ihr Körper reagiert. Sie können hier auch mit etwas Massageöl oder -lotion arbeiten, falls die Haut trocken oder empfindlich ist.
Wenden Sie diese Technik nicht im Gesicht an, wenn Sie unter einer Rosacea leiden.

Was passiert dabei?
Hier wird mit dem Rückstelleffekt des Gewebes gearbeitet. Das Gewebe im Cup will sofort nach dem Pinching wieder in seine Ursprungsform zurück. Nach häufigen hintereinander durchgeführten Wiederholungen reagiert das Gewebe mit einer Stabilisierung. Außerdem wird hierbei natürlich auch die Durchblutung kräftig angeregt und die verschiedenen Faszienschichten gegeneinander bewegt. Um das Gewebe dauerhaft zu stabilisieren, sollte diese Technik alle zwei bis drei Tage durchgeführt werden.

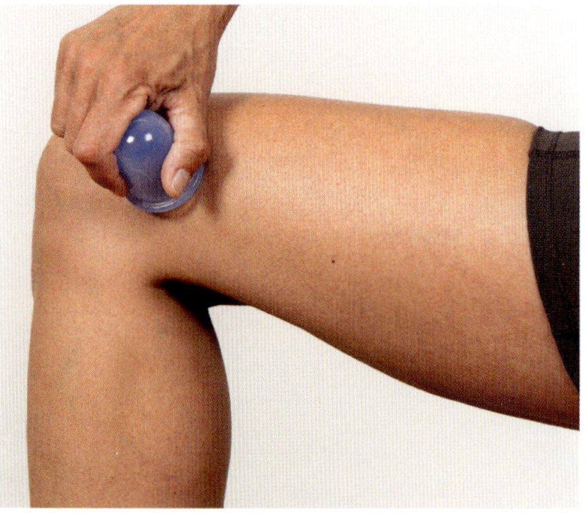

Abb. 3.11: Den Cup aufsetzen ...

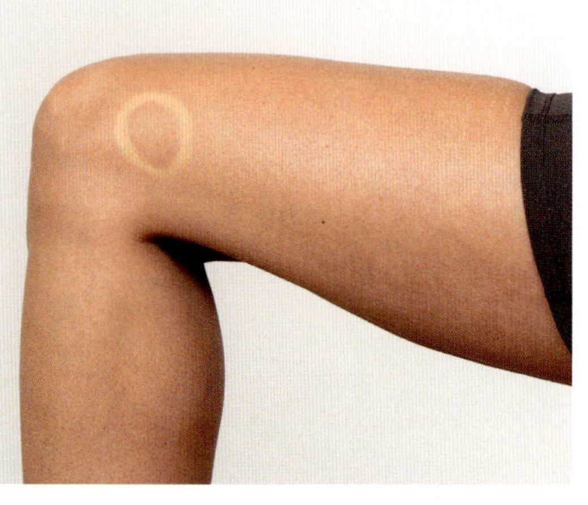

Abb. 3.12: ... und mit einem „Plopp“ abziehen.

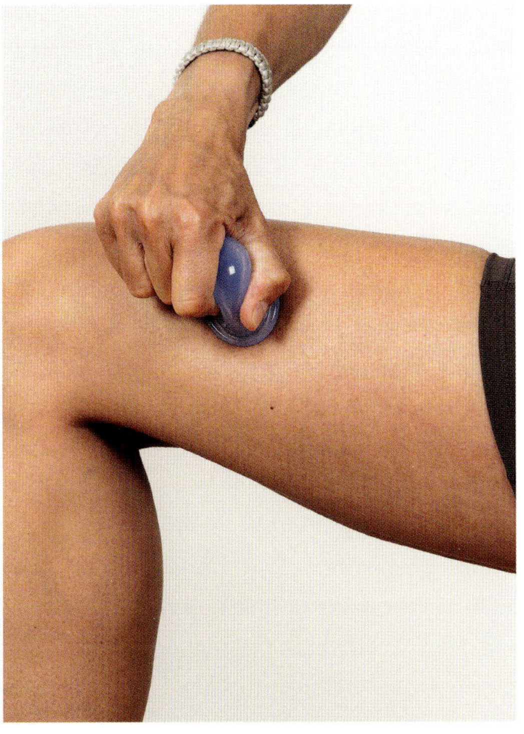

Abb. 3.13: Den Cup im Verlauf des Muskels aufsetzen …

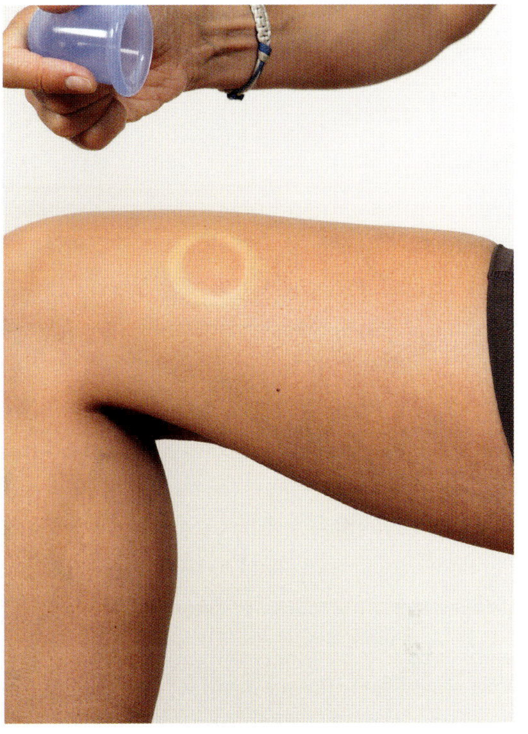

Abb. 3.14: … und mit einem „Plopp“ wieder abziehen.

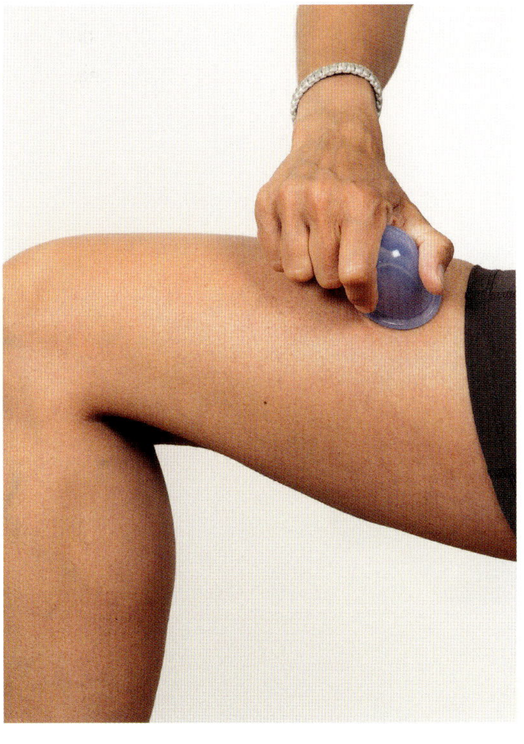

Abb. 3.15: Im weiteren Verlauf erneut ansetzen …

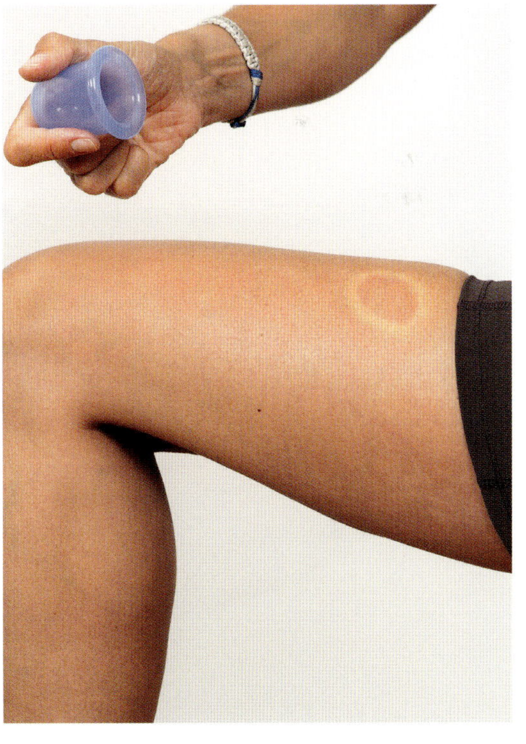

Abb. 3.16: … und wieder mit einem „Plopp“ abziehen.

3.4 Placing

Technik

Den Cup zusammendrücken und auf die Haut aufsetzen. Der Cup verbleibt an dem Ort. Man kann auch mehrere Cups aufsetzen. Diese Technik ist die einfachste Art der Anwendung.

Wann wird Placing angewendet?

Bei erhöhter Anspannung und Stress, bei dünner und sensibler Haut, frischen (verheilten) Narben und stark verspannten und schmerzenden Triggerpunkten. Diese Anwendung ist eine eher sanfte Cupping-Methode.

Wie wird Placing angewendet?

Sie suchen einen schmerzenden Punkt in der Muskulatur und setzen den Cup auf diesen sogenannten Triggerpunkt auf. Am besten legen Sie sich dabei entspannt hin und versuchen dabei in Ihren Körper hineinzuspüren. Sie lassen den bzw. die Cups bis zu einer Minute auf diesem Punkt.
Bitte verwenden Sie bei dieser Methode keine Gleitmittel.

Was passiert dabei?

Das Gewebe wird hier tief in den Cup hineingezogen. Dadurch wird in den verschiedenen Gewebsschichten durch den Lifting-Effekt Raum geschaffen. Die Durchblutung wird sichtbar verstärkt und es kommt zu einer intensiven Stoffwechselanregung. Durch die gleichzeitige entspannte Lage des Körpers kann die Regeneration einsetzen.

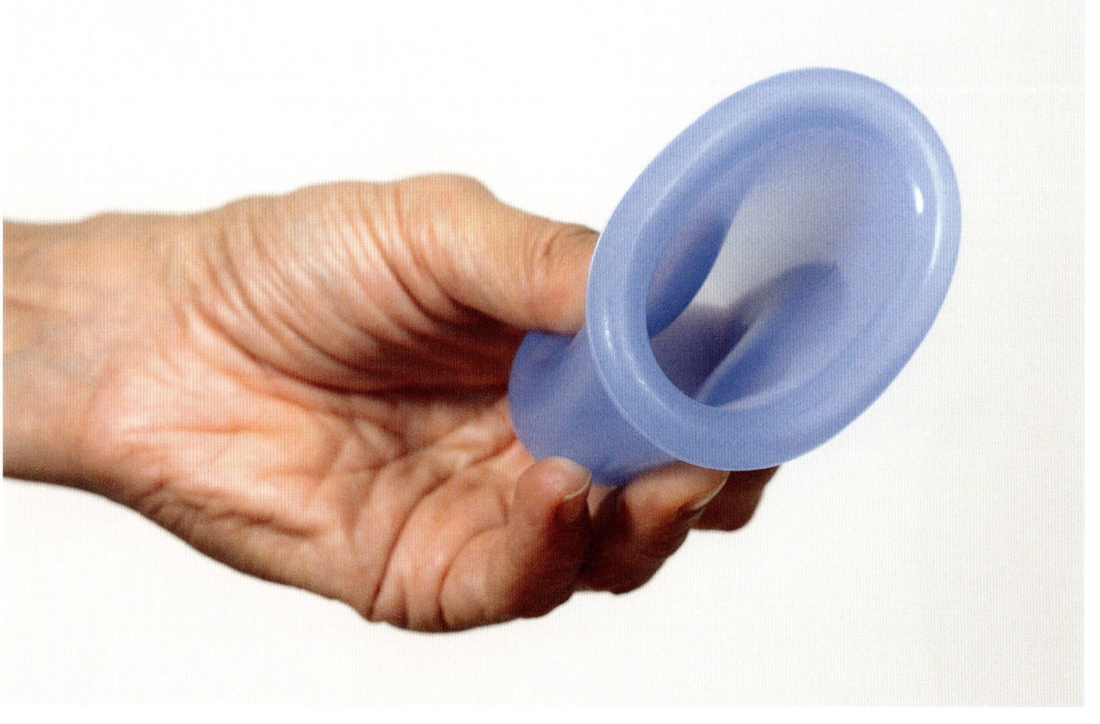

Abb. 3.17: Den Cup zusammendrücken, um einen Unterdruck zu erzeugen.

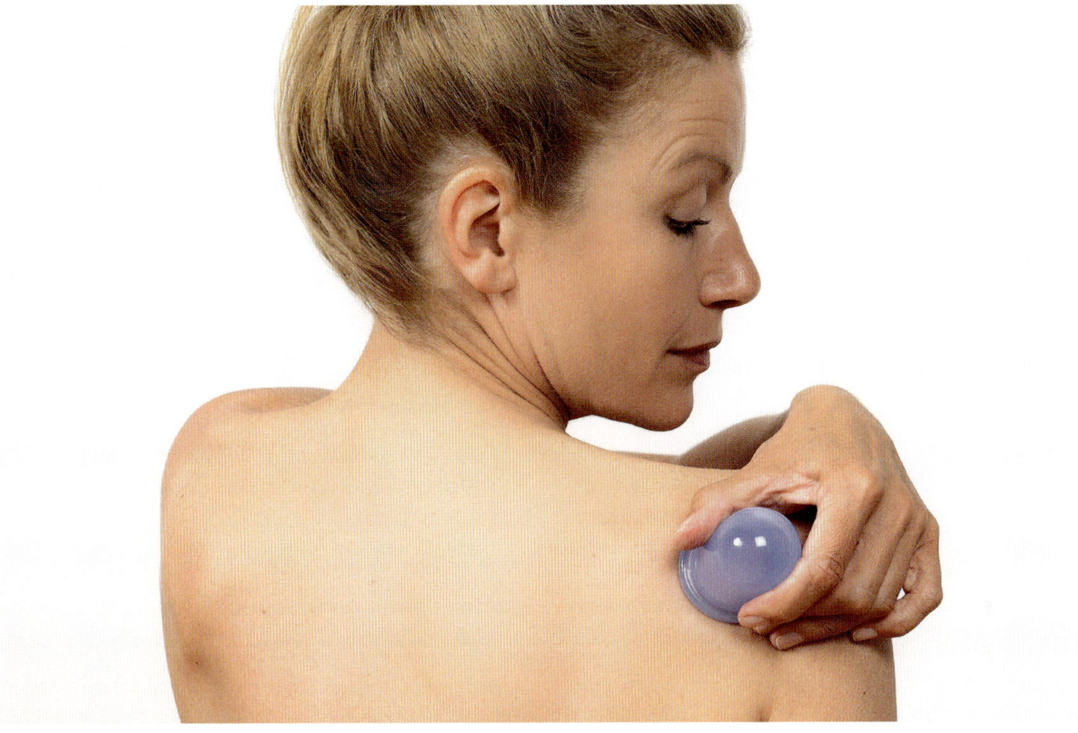

Abb. 3.18: Den Cup anschließend auf die verspannte Muskulatur aufsetzen …

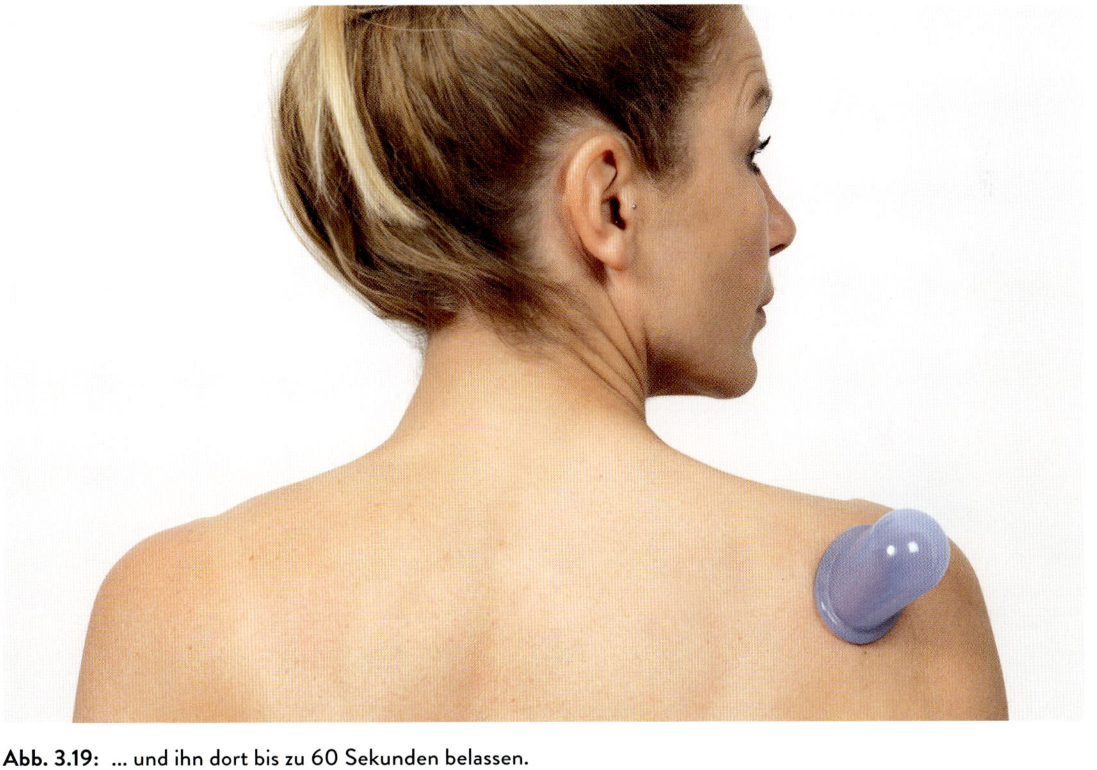

Abb. 3.19: … und ihn dort bis zu 60 Sekunden belassen.

3.5 Pumping

Technik

Der Cup wird mit Unterdruck aufgesetzt. Nun wird der angesaugte Cup angehoben, ohne dass sich das Gewebe dabei vom Cup löst. Dann wird der Cup wieder abgesetzt. Dieser Vorgang ähnelt einer Pumpbewegung.

Wann wird Pumping angewendet?

Diese Bewegung des Cups bringt weiterlaufende Bewegung in das Gewebe. Es eignet sich für Wassereinlagerungen, Kreislaufbeschwerden, ist aber auch bei Elastizitätsverlust des Gewebes sinnvoll. Wenn Sie starke Verspannungen haben können Sie auch mit Pumping arbeiten.

Wie wird Pumping angewendet?

Sie setzen den zusammengedrückten Cup auf die trockene Haut, warten bis sich das Gewebe in den Cup eingezogen hat und heben dann den Cup vorsichtig und nur soweit wieder an, dass sich das Gewebe nicht löst. Diese Bewegung des Pumpens führen Sie mehrmals hintereinander durch.

Was passiert dabei?

Durch Zug und Lösen werden pumpartige Wellenbewegungen in das Gewebe weitergegeben. Der Lifting-Effekt ist größer, es wird mehr Raum unter und um den Cup herum unter dem Gewebe geschaffen. Die Lymphtätigkeit wird angeregt und es kommt zum verstärkten Austausch von Flüssigkeit in den Faszien.

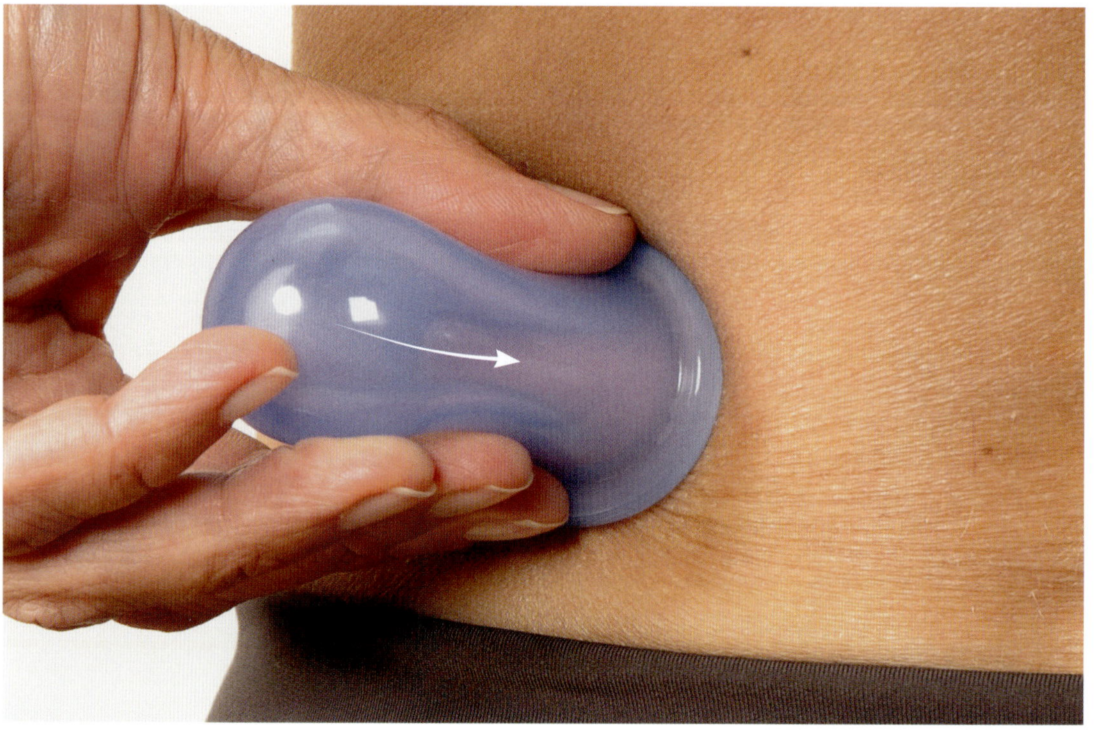

Abb. 3.20: Den Cup mit Unterdruck aufsetzen, das Gewebe wird eingezogen.

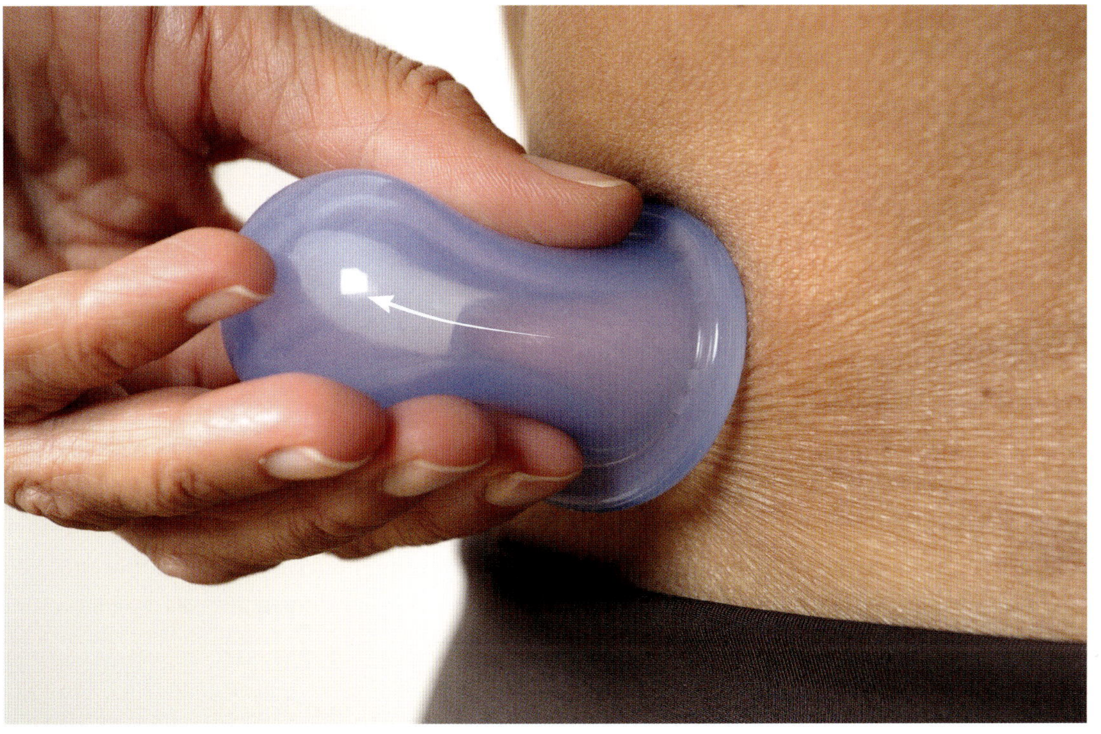

Abb. 3.21: Den Cup, ohne dabei das Gewebe zu lösen, anheben.

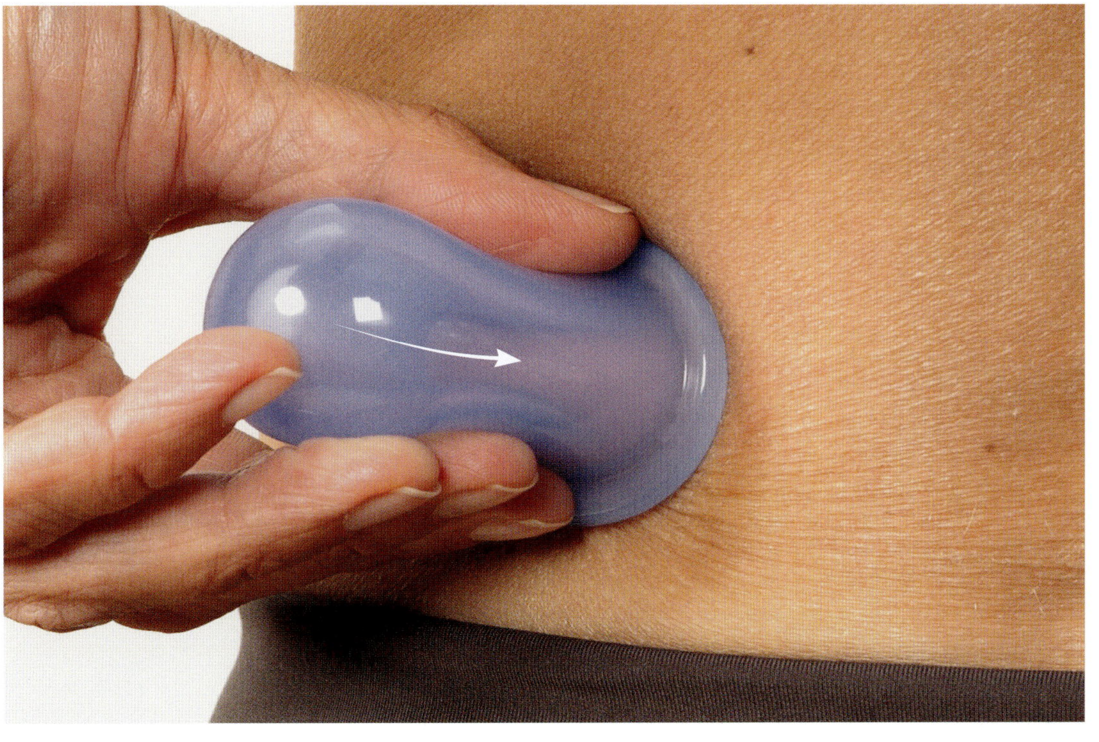

Abb. 3.22: Anschießend den Cup wieder zurück in die Ausgangsposition absetzen, der Unterdruck bleibt.

3.6 Sliding

Technik
Hier wird der Cup mit dem angesaugten Gewebe über die Haut gezogen. Die Gewebeschichten werden dabei über eine größere Fläche gelockert.

Wann wird Sliding angewendet?
Sliding ist für eine großflächige Anwendung bei stark verspannter Muskulatur im Schulterbereich, Verklebungen der großen Faszienschichten wie zum Beispiel der Rückenfaszie oder des Tractus iliotibialis am seitlichen Oberschenkel geeignet, aber auch vor dem Sport zur Leistungssteigerung.

Wie wird Sliding angewendet?
Der Cup wird auf die ganz dünn geölte oder eingecremte Haut aufgesetzt und dann über die Haut bewegt. Der Cup bleibt die ganze Zeit angesaugt. Wenn Sie mit schnellen Bewegungen den Cup bewegen ist die Wirkung eher anregend z. B. vor dem Sport. Mit langsamen Bewegungen des Cups wirkt diese Technik entspannend. Sie können den Cup in Linien auf und ab bewegen oder in Zick-Zack-Bewegungen auch quer zum Gewebe bewegen.
Zum Entspannen des ganzen Körpers führen Sie den Cup in Kreisen über die Fläche der angespannten Muskulatur.

Was passiert dabei?
Hier wird das Fasziengewebe großflächig gegeneinander verschoben und mobilisiert. Bei langsamen Bewegungen kann sich der Körper dabei entspannen. Bei schnellen Bewegungen erhöht sich der Tonus, also die Spannung im Gewebe.

Insgesamt werden auch hier die Durchblutung und der Lymphabfluss angeregt sowie der Stoffwechsel vor Ort aktiviert. Der Zustand der Matrix in den Faszien wird verbessert und damit die Gleitfähigkeit des Gewebes untereinander erhöht.
Verspannungen, Myogelosen und Schmerzen lösen sich auf.

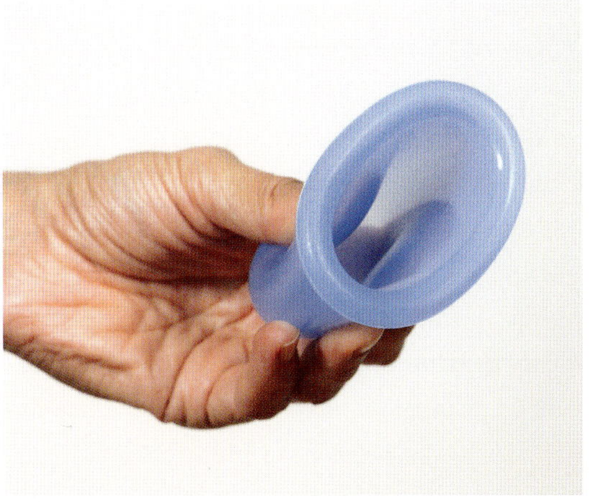

Abb. 3.23: Den Cup zusammendrücken, ...

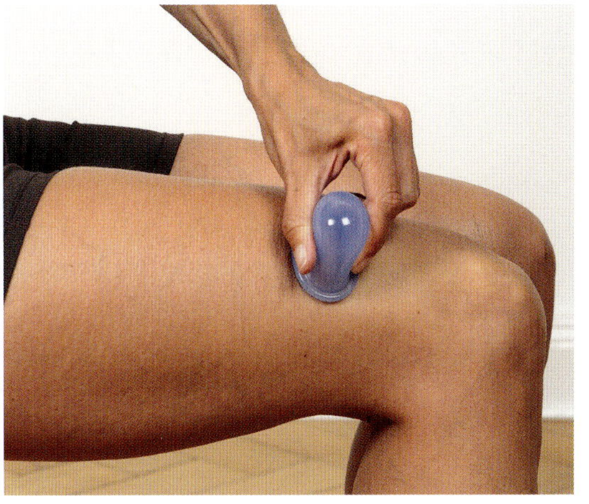

Abb. 3.24: ... auf die Haut aufsetzen ...

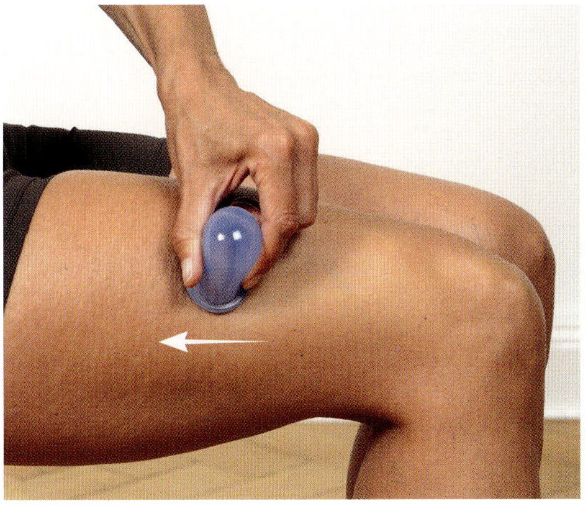

Abb. 3.25: ... und langsam über den Muskel sliden.

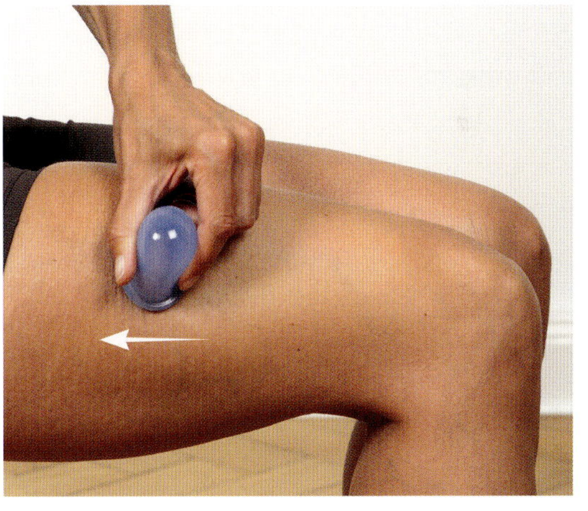

Abb. 3.26

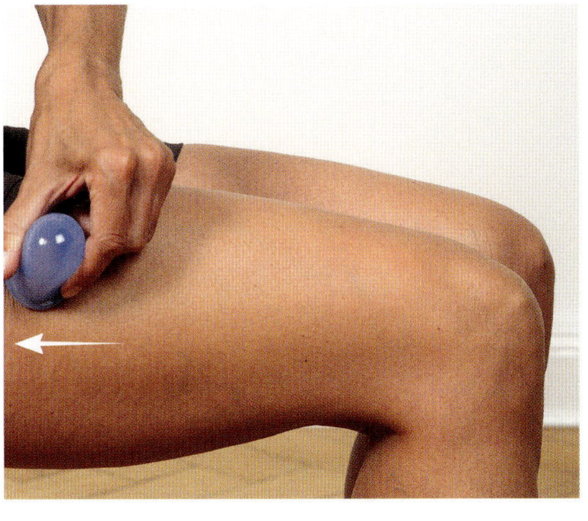

Abb. 3.27

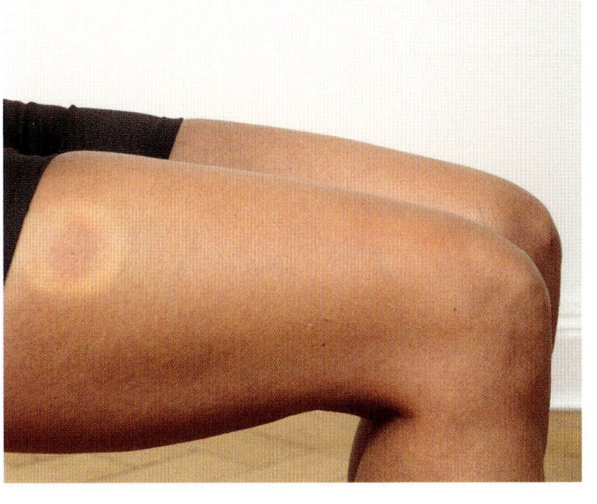

Abb. 3.28: Am Ende ziehen Sie den Cup ab.

3.7 Spinning

Technik
Der Cup wird ohne Gleitmittel auf die Haut aufgesetzt und auf der Stelle hin und her gedreht. Der angesaugte Cup gibt diese Verwringungen an das umliegende Gewebe weiter. Es entsteht eine dreidimensionale Bewegung im Gewebe.

Wann wird Spinning angewendet?
Bei lokalen Schmerz- und Triggerpunkten, zur Gewebsstraffung bei Cellulite oder Falten. Aber auch auf Akupunkturpunkten kann diese Technik angewendet werden.

Wie wird Spinning angewendet?
Sie setzen den Cup auf das Gewebe auf und verdrehen den angesaugten Cup mit dem Gewebe. Starten Sie erst vorsichtig, vor allem bei einer Behandlung von Falten im Gesicht. Wenn Sie unter Rosacea leiden oder eine dünne, empfindliche Haut haben, dürfen Sie diese Behandlung im Gesicht nicht durchführen. Bei einer Behandlung von Cellulite können Sie je nach Empfinden den Cup soweit Sie möchten drehen. Der Cup sollte sich nicht lösen!

Was passiert dabei?
Das Gewebe wird gelockert und die Durchblutung gefördert. Hier kommt es zu einem weiterlaufenden Lifting-Effekt.

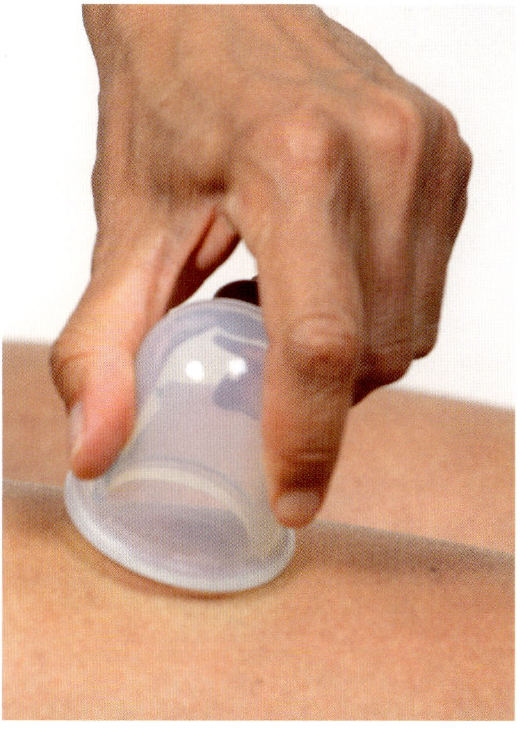

Abb. 3.29: Den Cup mit Unterdruck aufsetzen, ...

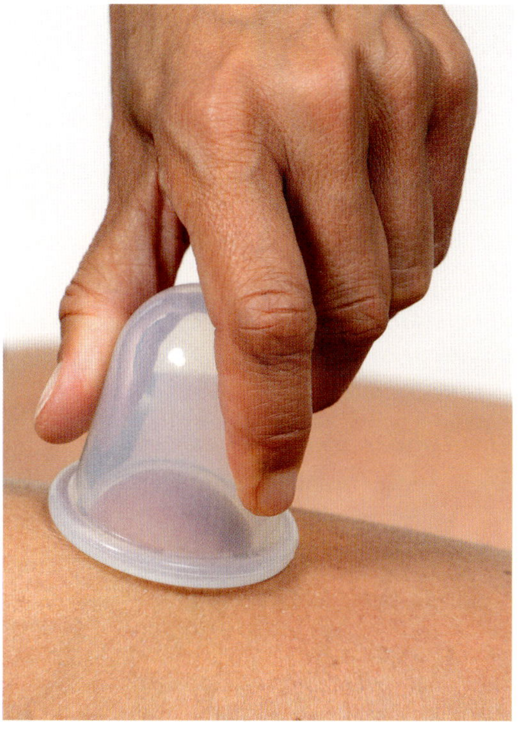

Abb. 3.30: ... das Gewebe wird hineingezogen.

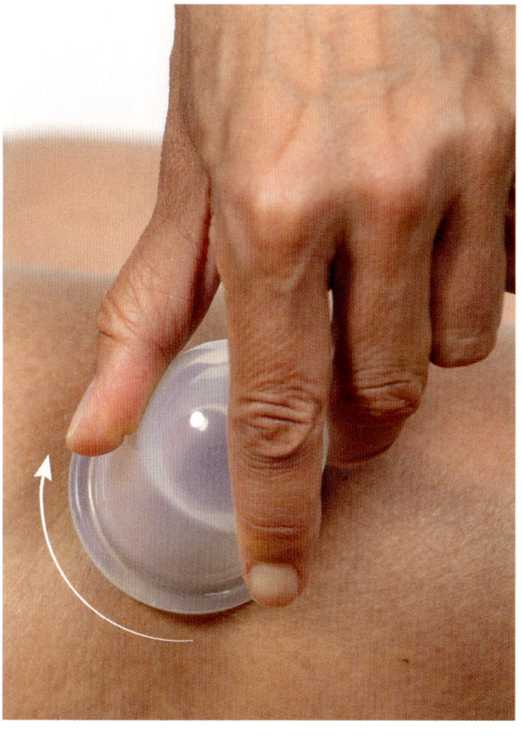

Abb. 3.31: Den Cup erst in die eine Richtung drehen, ...

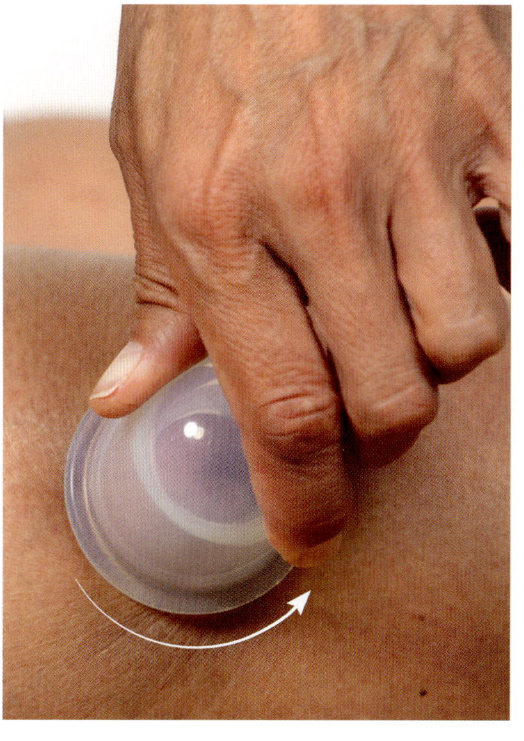

Abb. 3.32: ... dann in die andere (ohne ihn dabei zu lösen).

3.8 Stretching

Technik

Auf einer größeren Fläche werden zwei Cups auf die Muskulatur aufgesetzt. Dann werden die Cups auseinandergezogen, ohne dass sich der Unterdruck in den Cups löst. Wahlweise kann auch nur ein Cup bewegt werden.

Wann wird Stretching angewendet?

Diese Technik kann u. a. bei stark verspannter, großflächiger Muskulatur angewendet werden. Zum Beispiel bei Rückenschmerzen, Schulter-Nacken-Verspannungen, aber auch als Anti-Aging-Behandlung im Gesicht, am Hals oder im Dekolleté mit kleinen Cups speziell für kleine Flächen.

Wie wird Stretching angewendet?

Hierbei werden zwei Cups auf das Gewebe aufgesetzt und dann auseinandergezogen. Wenn die Haut sehr trocken oder sensibel ist, empfiehlt es sich etwas Gleitmittel wie Körperlotion oder ein naturbelassenes Öl zu verwenden. Bei Rückenschmerzen setzen Sie die Cups direkt auf die Schmerzpunkte und ziehen sie auf dem schmerzhaften Gewebe langsam auseinander. Am Ende ziehen Sie die Cups ab und starten erneut mit dem Stretching an der gleichen Stelle oder/und etwas neben den ersten Stretching Punkten.

Was passiert dabei?

Hier wird das Gewebe in entgegengesetzte Richtungen gezogen und damit gedehnt. Das fühlt man auch so: man wird lang bzw. auseinandergezogen.
Auch hier kommt es zum Lifting-Effekt und damit zur verbesserten Durchblutung, Abtransport von Lymphe und einer Stoffwechselanregung. Die Faszien werden gedehnt und die Sensoren geben diesen Reiz an das Gehirn weiter. Als Rückmeldung vom Gehirn kommt ein Befehl zum Entspannen des Gewebes.

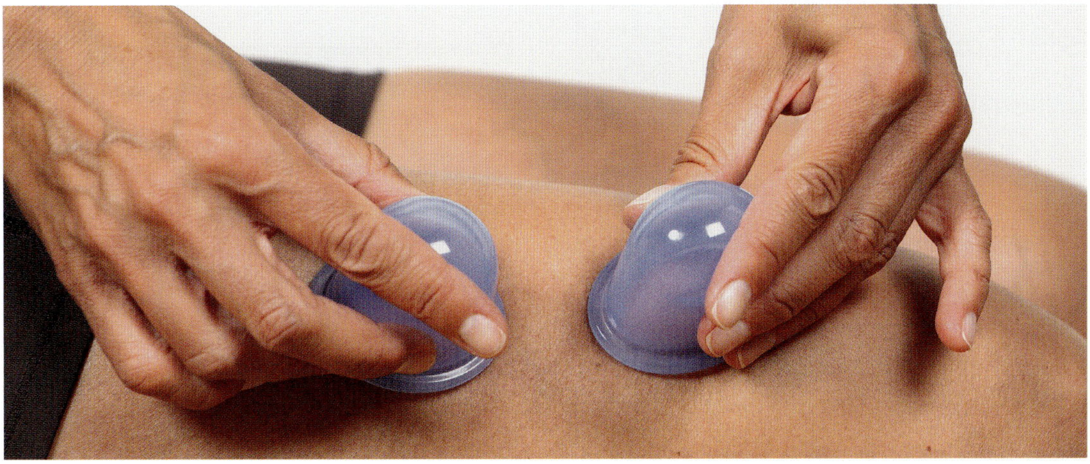

Abb. 3.33: Zwei Cups mit Unterdruck auf die Haut aufsetzen, ...

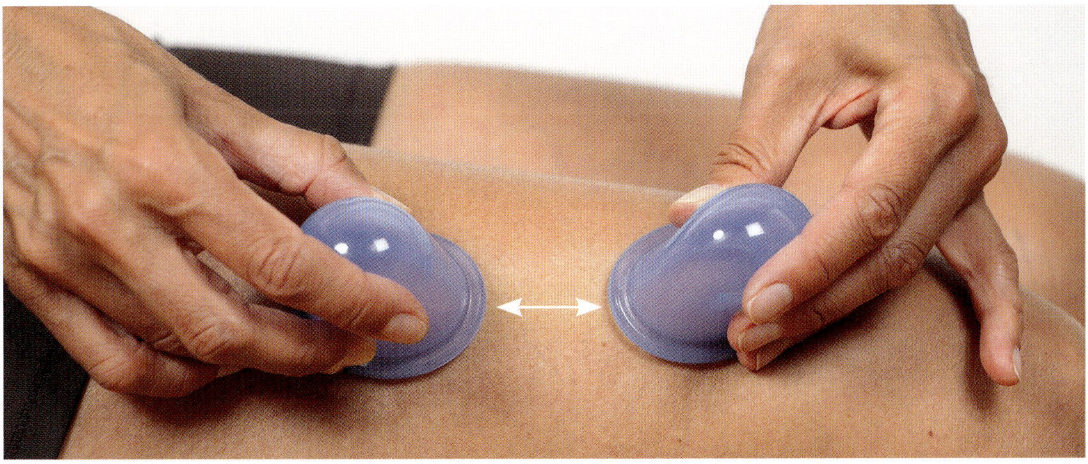

Abb. 3.34: ... dann langsam nach links und rechts auseinanderziehen, ...

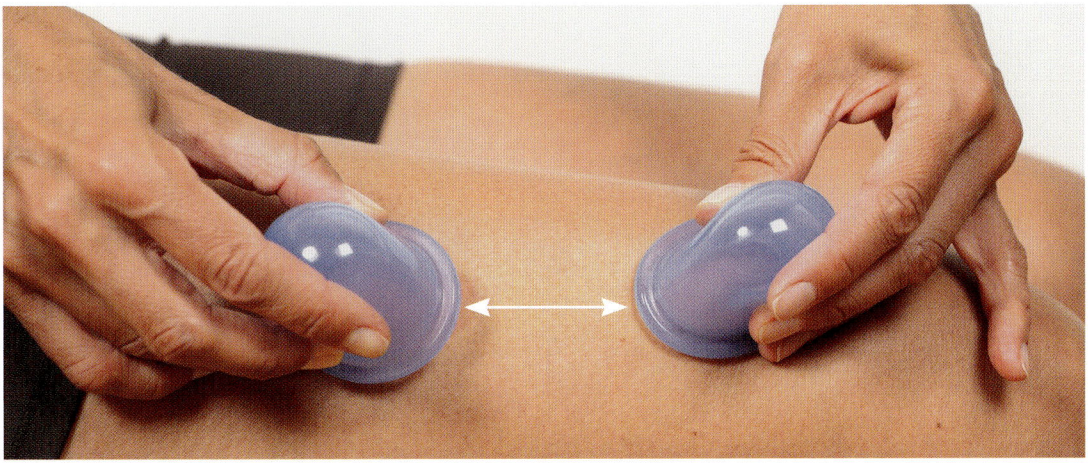

Abb. 3.35: ... bis sich das Gewebe nicht mehr weiter auseinanderziehen lässt. Der Unterdruck bleibt dabei erhalten.

3.9 Tipping/ Circling

Technik

Der Cup wird aufgesetzt und dann in verschiedenen Winkeln mit dem angesaugten Gewebe angehoben, ohne dass sich der Unterdruck löst. Dabei drückt eine Seite tiefer in das Gewebe, die andere Seite wird verstärkt angehoben.

Wann wird Tipping angewendet?

Diese Technik kann man zur Anwendung an Trigger- oder Schmerzpunkten verwenden. Auch bei Narben eignet sich Tipping mit Circling. Wenn Ihre Haut sehr empfindlich ist, können Sie ganz isoliert mit Tipping arbeiten.

Wie wird Tipping angewendet?

Der Cup mit dem angesaugten Gewebe wird angekippt, ohne dass sich der Unterdruck löst. Dabei drückt man eine Seite fester in das Gewebe und die gegenüberliegende Seite wird verstärkt angehoben. Sie können das Gewebe auch kreisend anheben (Circling). Bei beiden Techniken sollten Sie auf Öl oder Lotion verzichten, da sich das Gewebe sonst sehr schnell vom Cup löst.

Was passiert dabei?

Hier hat man Zug und Druck im Gewebe. Damit hat man einen größeren lokalen Lifting-Effekt, ohne das Gewebe zu stark zu reizen. Auch hier wird der Stoffwechsel angeregt und es kommt zu einer Aktivierung des Gewebes (Neubildung von Gewebe).

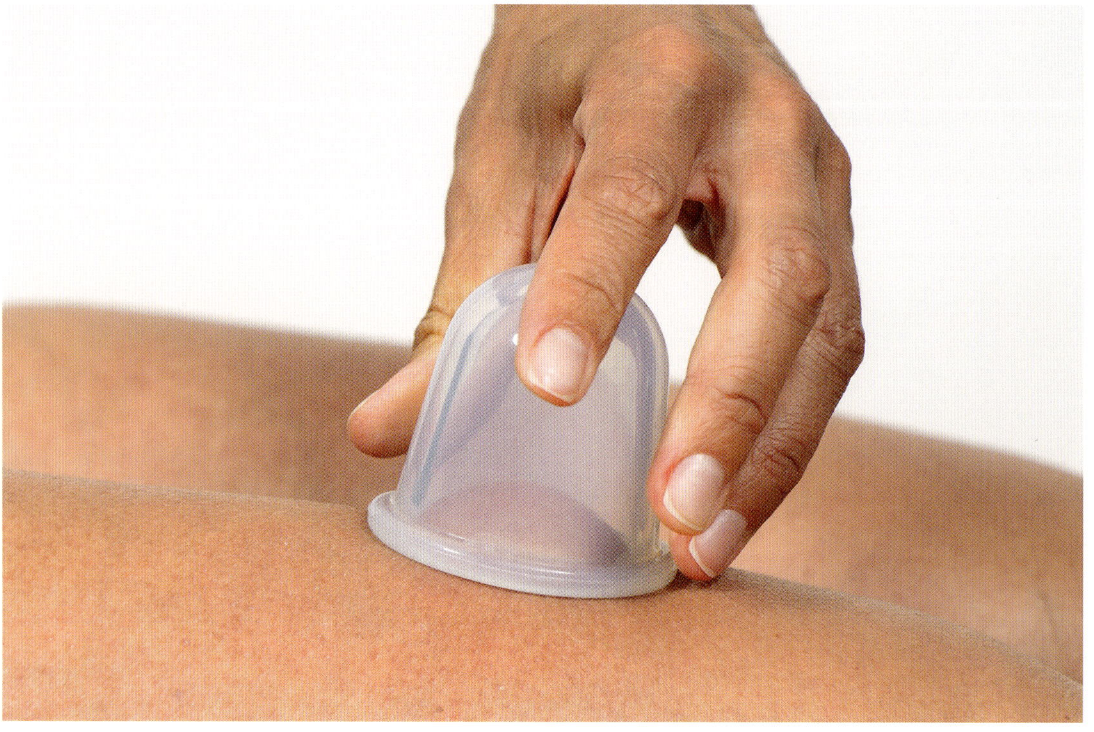

Abb. 3.36: Den Cup mit Unterdruck auf die Haut aufsetzen.

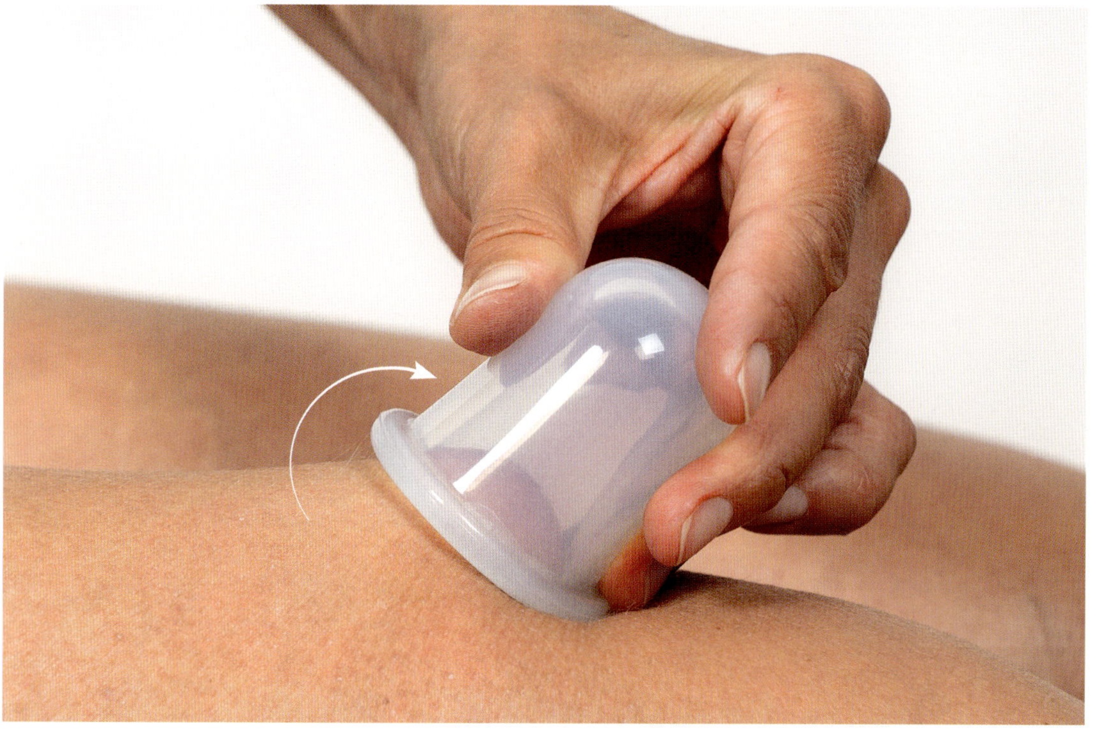

Abb. 3.37: Den Cup erst in die eine Richtung kippen, dann in die andere. Der Unterdruck bleibt dabei erhalten.

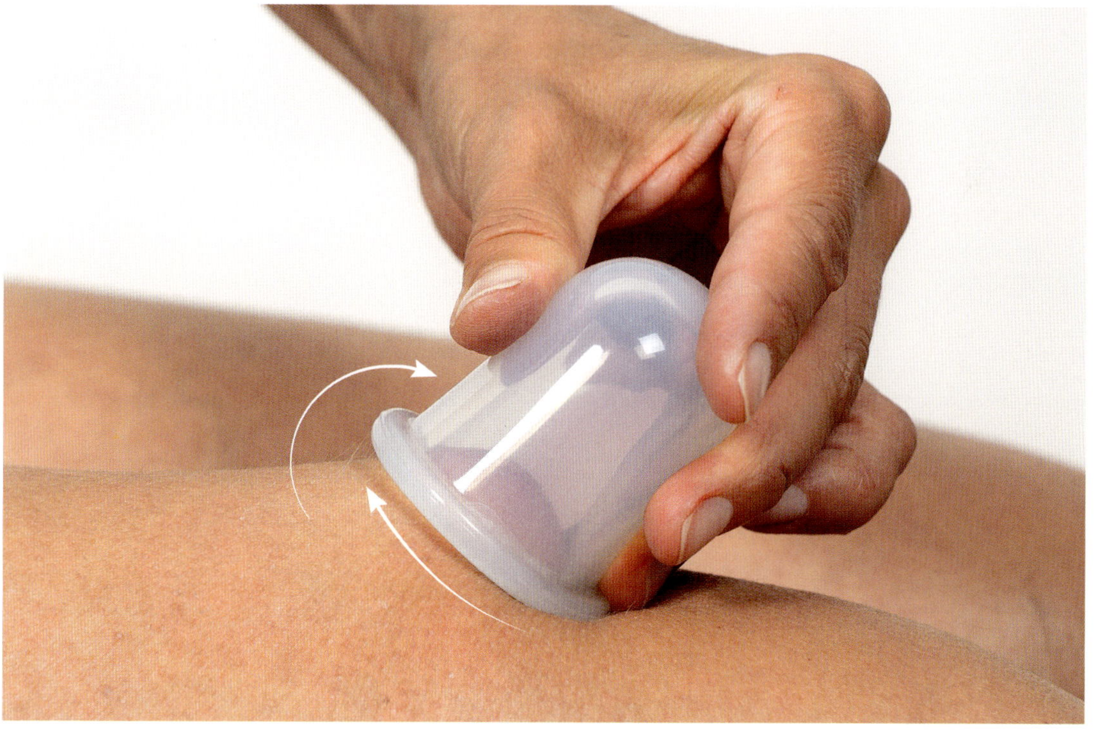

Abb. 3.38: Wenn das Gewebe kreisend angehoben wird, sprechen wir von Circling. Der Unterdruck bleibt erhalten.

4 — CUPPING ZUR SELBSTBEHANDLUNG

Praktische Anwendung bei unterschiedlichen Beschwerden

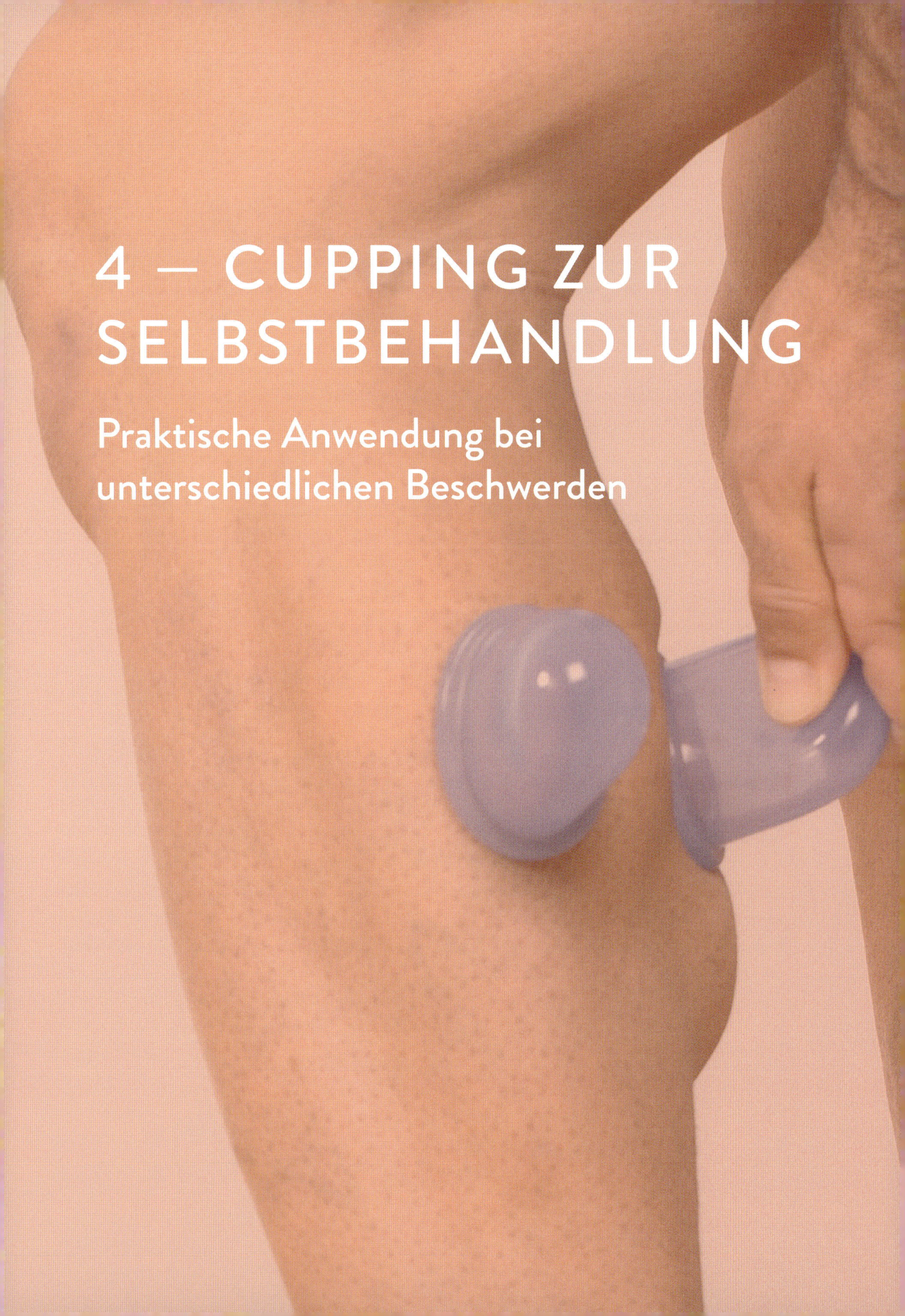

› Bewegungsapparat

Hier kann man sich mit Cupping relativ schnell, unkompliziert und nebenwirkungsfrei selbst behandeln. Schmerzen, Einschränkungen in der Bewegung oder Verspannungen und Verklebungen im myofaszialen Gewebe werden mit Cupping schnell gelöst. Dabei kann man Cupping auch mit anderen Therapieformen kombinieren: Wärme- oder Kälteanwendungen vorher oder nachher, mit Bewegung wie beim Mobilizing oder Dehnung beim Expanding.
Probieren Sie es aus. Beachten Sie dabei aber bitte die Empfehlungen bzw. die Indikationen. Und noch wichtiger: die Kontraindikationen, also wann Sie auf keinen Fall Cupping anwenden sollten.

4.1 Achillodynie

Achillodynie zeichnet sich durch Schmerzen an der Achillessehne aus. Hervorgerufen durch Über- oder Fehlbelastungen, die beispielsweise nach langen gleichförmigen Belastungen entstehen, wie Wandern, Bergwandern, Laufen, Stehen oder langes Tragen von Schuhen mit hohen Absätzen. Aber auch schnell wechselnde Bewegungsmuster wie beim Fußball oder anderen Ballsportarten belasten die Achillessehne stark.

Je höher das Lebensalter, desto eher kommt es hier zu Veränderungen im Gewebe: Verklebungen, fehlende Hydrierung oder einfach ein Ungleichgewicht im Mineralstoffhaushalt.

Es kommt zu:
- Verdickungen
- fehlendem Gleiten der Achillessehne in ihrer Sehnenscheide
- Schmerzen direkt in/an der Achillessehne und in ihrem Verlauf
- evtl. Schmerzen im Fuß
- schmerzhaft verspannter Wadenmuskulatur
- eingeschränkter Beweglichkeit im Sprunggelenk

Bei der Achillodynie liegt der Schwerpunkt der Behandlung auf dem Lösen der Faszien der Unterschenkelmuskulatur mit Expanding.

Ausgangsstellung:
Stehend, Fuß auf einem Hocker

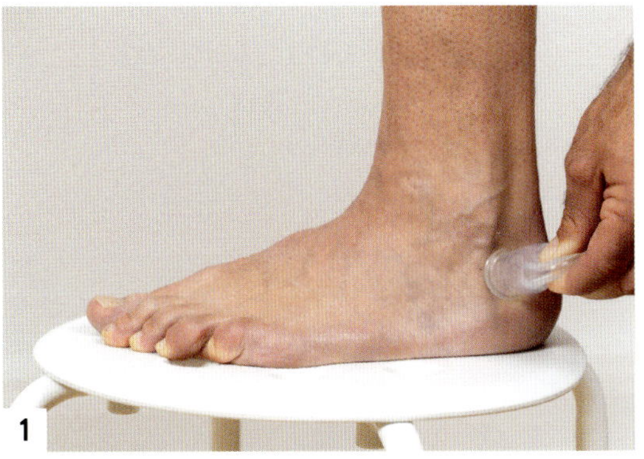

1

1. Stehend, Fuß auf einem Hocker. Cup zwischen Achillessehne und Knöchel mit Unterdruck aufsetzen, einseitig mit einem Cup oder gleichzeitig mit zwei Cups arbeiten.

Hier wird ein kleiner Cup empfohlen.

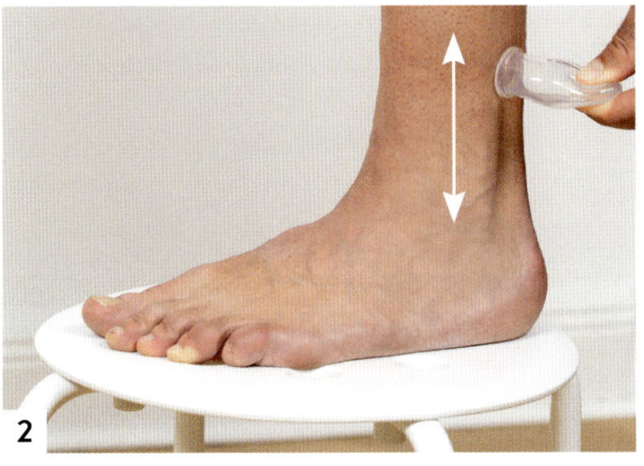

2

2. Stehend, Fuß auf einem Hocker. Cup aus der obengenannten Ausgangsstellung mit **Sliding** langsam im Verlauf der Achillessehne nach oben und wieder zurück nach unten bewegen, mehrmals hintereinander, je 30 Sekunden.

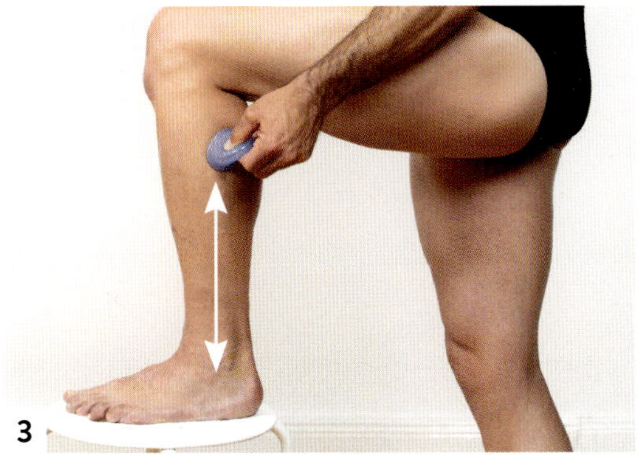

3

3. Die oben beschriebene Vorgehensweise, aber jetzt einen größeren Cup verwenden. Diesen weiter nach oben Richtung Kniekehle und wieder zurückbewegen.

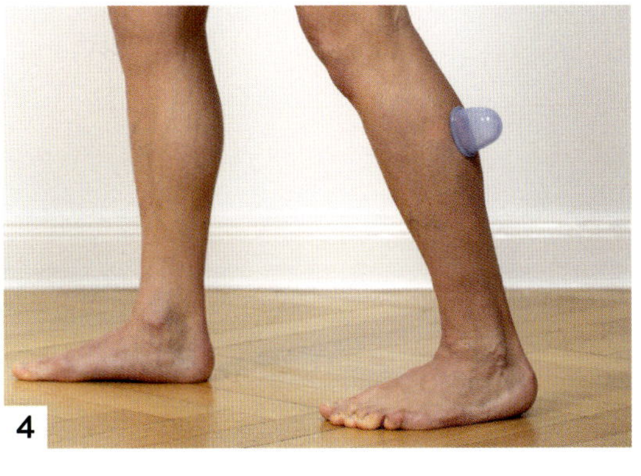

4

4. **Expanding**: Stehend. Einen Cup auf den oberen Anteil der betroffenen Wade aufsetzen. Die betroffene Wade in Dehnposition bringen: Schrittstellung, Fußspitze nach hinten aufstellen und dann langsam die Ferse nach unten bis zum Boden bewegen, ca. 20 Sekunden halten, ...

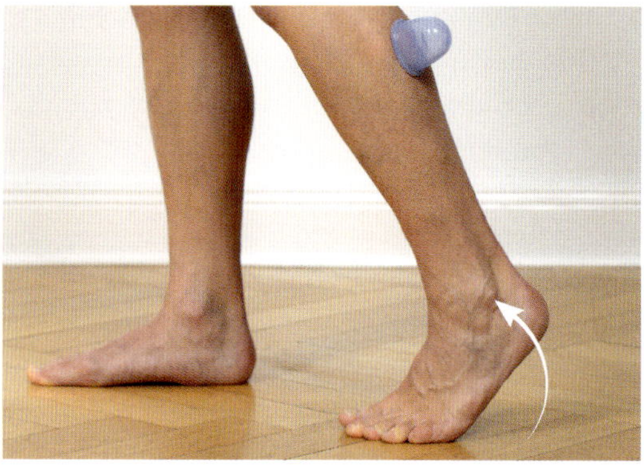

Fortsetzung:

... dann wieder die Ferse nach oben bewegen. Mehrmals hintereinander durchführen.

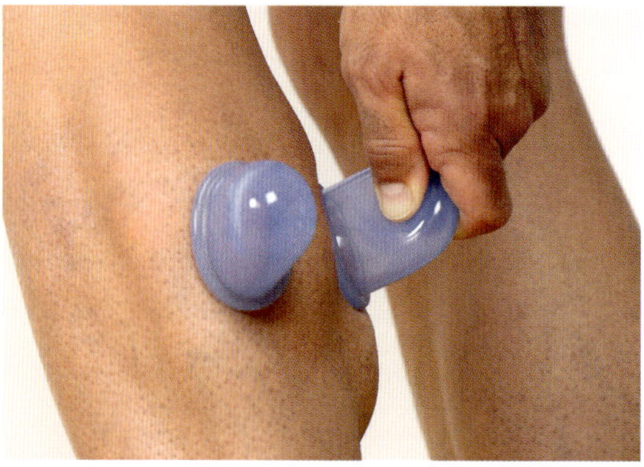

Sie können hierbei auch auf jeden der beiden Muskelbäuche jeweils einen Cup aufsetzen und dann die Dehnung durchführen.

5

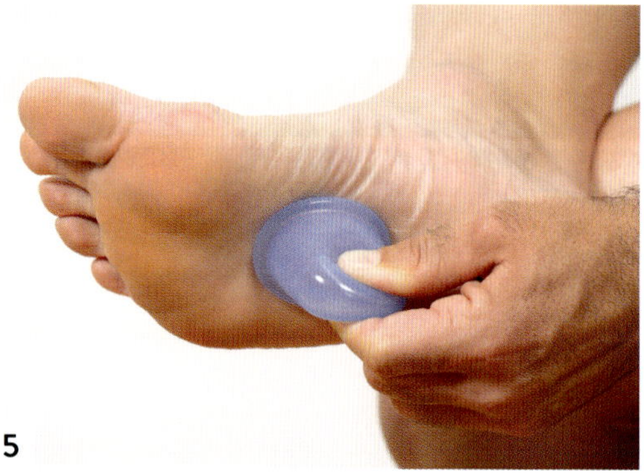

5. Zum Abschluss: **Mobilizing** im Sitzen. Den Cup auf die Fußsohle aufsetzen und 10-mal das Fußgelenk auf und ab bewegen.

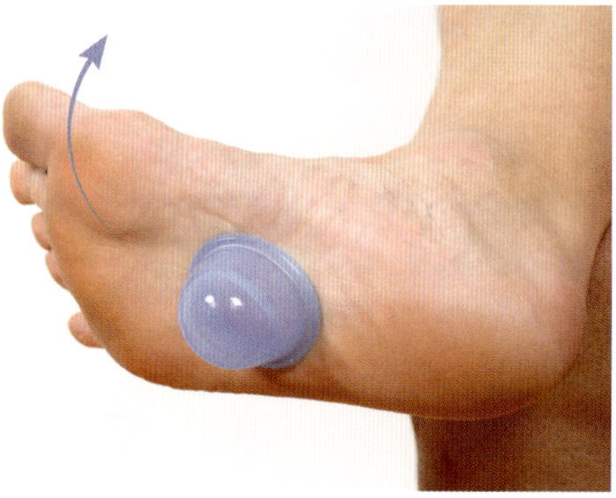

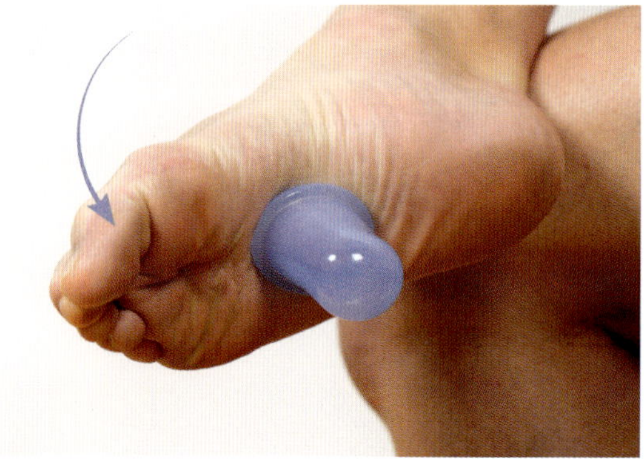

4.2 Fersensporn

Der Fersensporn ist eine knöcherne Ausziehung der Plantarfaszie am Fersenbein durch eine zu hohe Spannung in der Faszie. Diese Spannung kann durch eine zu hohe Spannung der Achillessehne und der Wadenmuskulatur entstehen. Auch hier können eine ungenügende Hydrierung oder Überbelastung und ein muskuläres Ungleichgewicht mit ursächlich sein. Fehlende Bewegung, einseitige Bewegung, das Tragen von hochhackigen Schuhen, Übergewicht; alles Faktoren, die einen Fersensporn begünstigen können.

Mit Cupping können Sie die Spannung im Gewebe lösen und somit die Schmerzen lindern. Der Schwerpunkt der Behandlung eines Fersensporns liegt in der Entspannung und Mobilisation der Plantarfaszie mit Mobilizing.

Ausgangsstellung:
Sitzend auf einem Hocker oder Stuhl, ein Fuß liegt auf dem anderen Oberschenkel

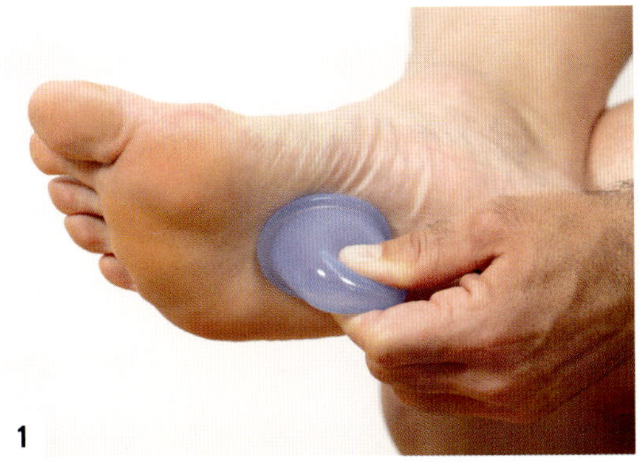

1

1. Einen Cup direkt auf die Fußsohle platzieren. Jetzt mit **Mobilizing** arbeiten: Sie bewegen den Fuß in Beugung und Streckung.

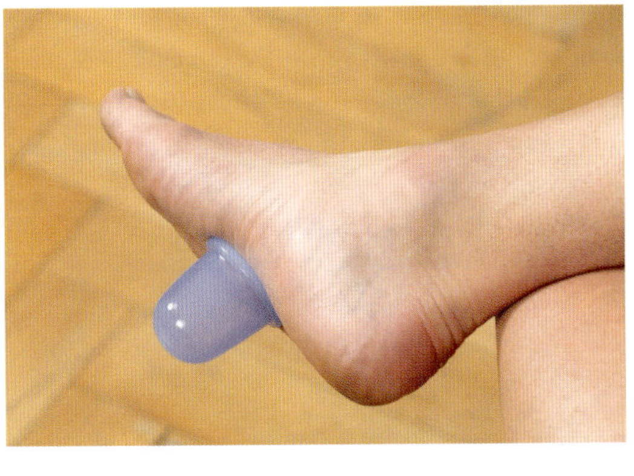

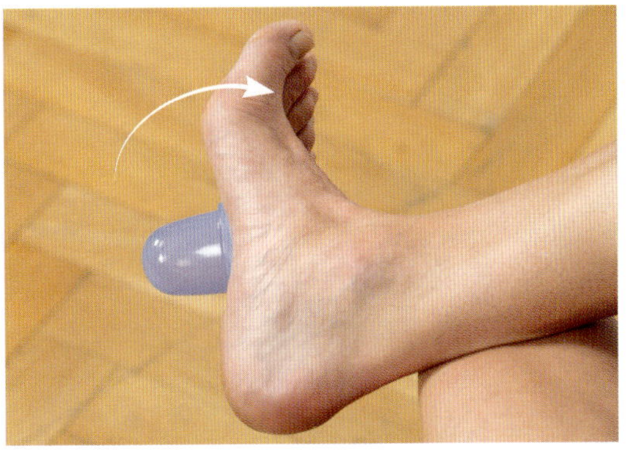

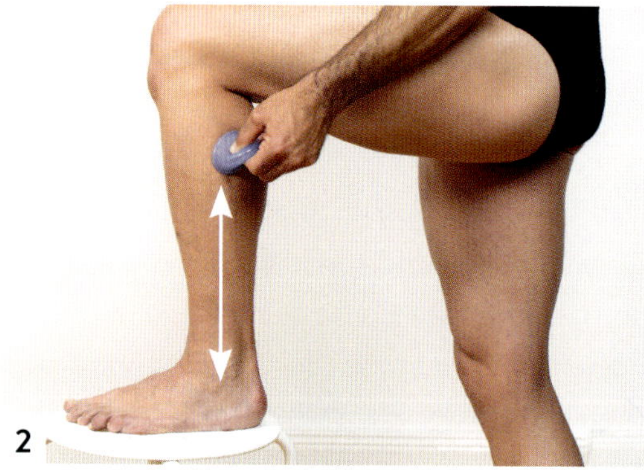

2

2. Stehend, Fuß auf dem Hocker. Sie bearbeiten dann mit **Sliding** die Achillessehne und die Wade: Bewegen Sie den Cup von unten nach oben und wieder zurück.

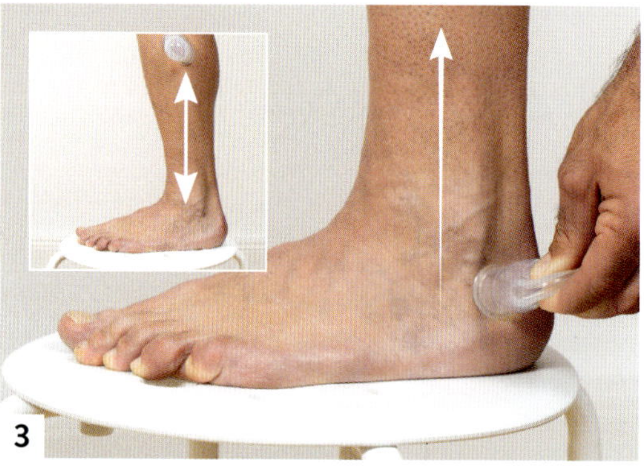

3

3. Benutzen Sie nun einen kleinen Cup. Platzieren Sie ihn auf der Außenseite des Unterschenkels unter dem Außenknöchel und führen ihn mit **Sliding** bis kurz unterhalb des Knies und wieder zurück.

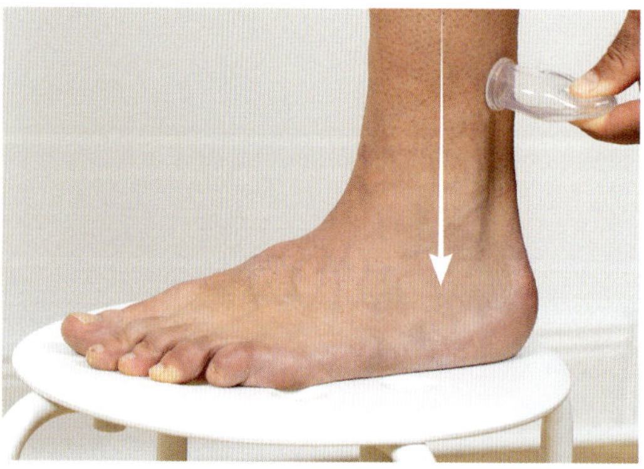

Wiederholen Sie das **Sliding** ca. 10–20-mal.

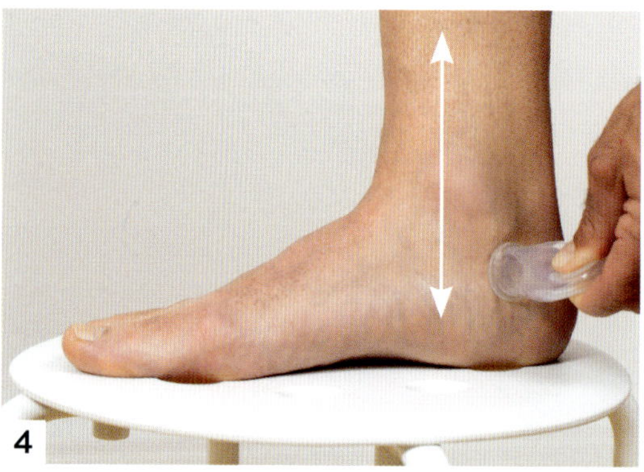

4

4. Wiederholen Sie das Ganze auch auf der Innenseite des Unterschenkels: Setzen Sie den Cup hinter dem Innenknöchel auf, sliden bis kurz unterhalb des Knies und wieder zurück.

Wiederholen Sie nun Schritt 1: **Placing** im Sitzen.

4.3 Haglundexostose

Die Haglundexostose ist ein Überbein am Ansatz der Achillessehne, häufig verbunden mit einer Schleimbeutelentzündung an der Ferse. Angeborene Fußdefekte, wie z. B. ein Hohlfuß, aber auch Fehl- oder Überbelastungen durch ein zu hohes Trainingspensum, können zu dieser schmerzhaften Entzündung führen. Mit Cupping unterstützt man die Entspannung der unter Spannung stehenden Strukturen. Legen Sie dabei den Schwerpunkt der Behandlung auf das Sliding der Wade.

Ausgangsstellung:
Sitzend auf einem Hocker oder Stuhl, ein Fuß liegt auf dem anderen Oberschenkel

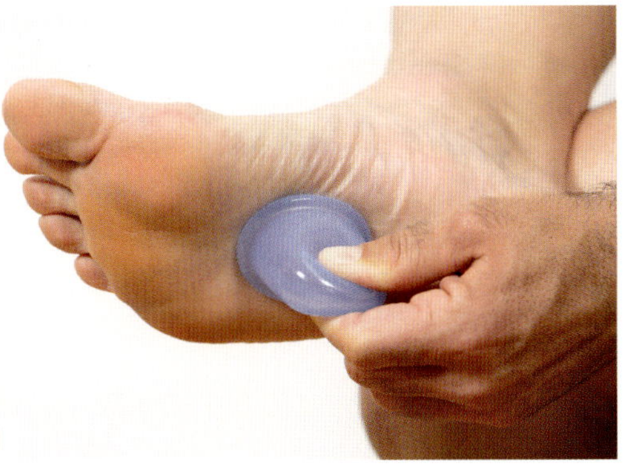

1

1. Einen Cup direkt auf die Fußsohle platzieren und mit **Mobilizing** arbeiten: Sie bewegen den Fuß in Beugung und Streckung, 20-mal.

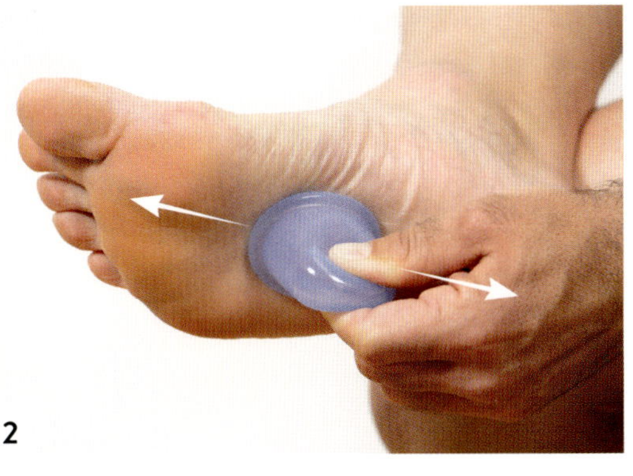

2

2. Sliding: Sie belassen den Cup auf der Fußsohle und gleiten mit ihm Richtung Zehen und dann Richtung Ferse über die ganze Breite des Fußes, für ca. 20 Sekunden.

3. Mobilizing im Sitzen: Der Cup bleibt auf der Stelle, jetzt 20–30 Sekunden das Fußgelenk auf und ab bewegen.

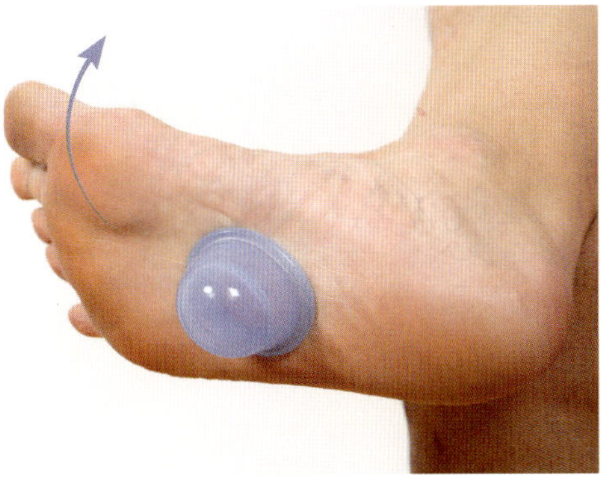

3

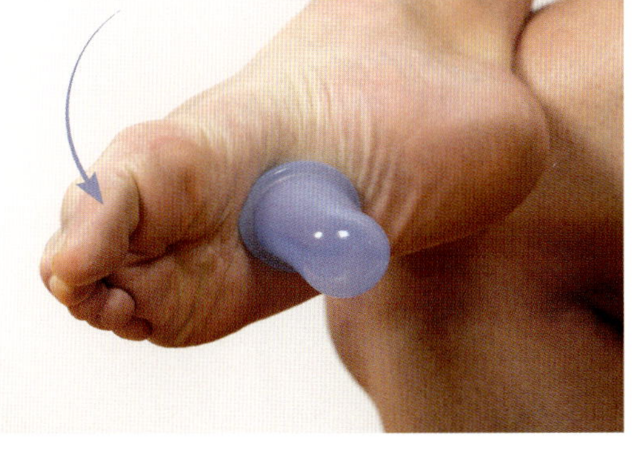

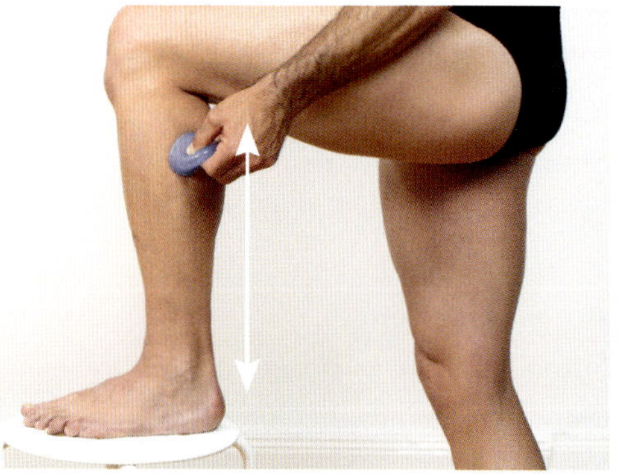

4

4. Stehend, Fuß auf dem Hocker. Sie bearbeiten nun mit **Sliding** die Achillessehne und die Wade. Bewegen Sie den Cup von unten nach oben bis zur Kniekehle und wieder zurück.

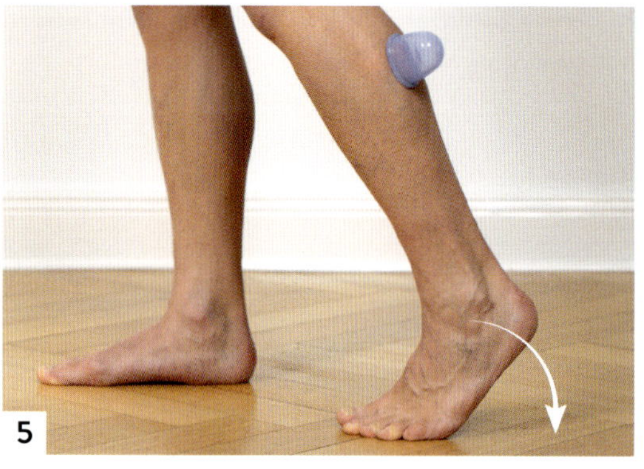

5

5. Stehend. Einen Cup auf den rechten oder linken Anteil der betroffenen Wade aufsetzen.
Expanding: Die betroffene Wade in Dehnposition bringen. Schrittstellung, Fußspitze hinten aufstellen …

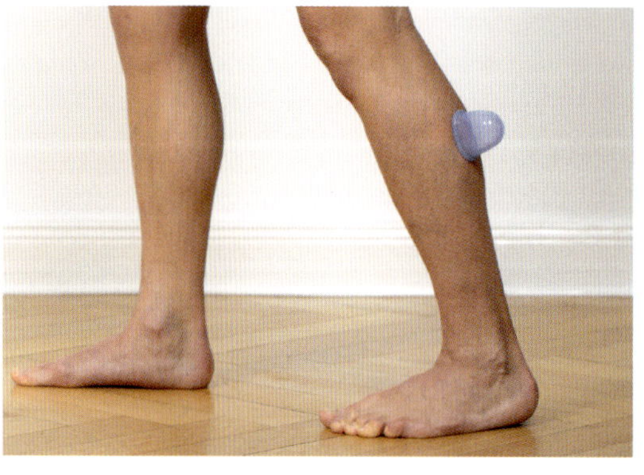

… und dann langsam die Ferse nach unten bis zum Boden bewegen, ca. 20 Sekunden halten. Dann wieder die Ferse nach oben bewegen. Mehrmals hintereinander durchführen.

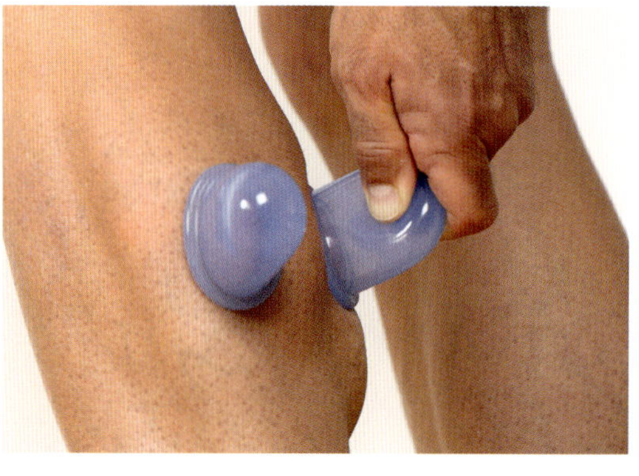

Hierbei können Sie auch auf jeden der beiden Muskelbäuche jeweils einen Cup aufsetzen und dann die Dehnung durchführen.

4.4 Fußschmerzen (allgemein)

Die Füße werden den ganzen Tag belastet, bekommen aber kaum wirkliche Aufmerksamkeit von uns. Dabei tragen sie uns durch das ganze Leben. In den Füßen können durch Überlastungen durch langes Stehen oder Gehen sowie auch durch falsches Schuhwerk dumpfe Schmerzen auftreten. Eine der stärksten Faszien in unserem Körper befindet sich unter der Fußsohle: die Plantaraponeurose (s. Abb. rechts). Sie verspannt durch diese Überlastung. Cupping kann die dadurch hervorgerufenen Beschwerden lindern, in dem es die Fußfaszie lockert und entspannt.

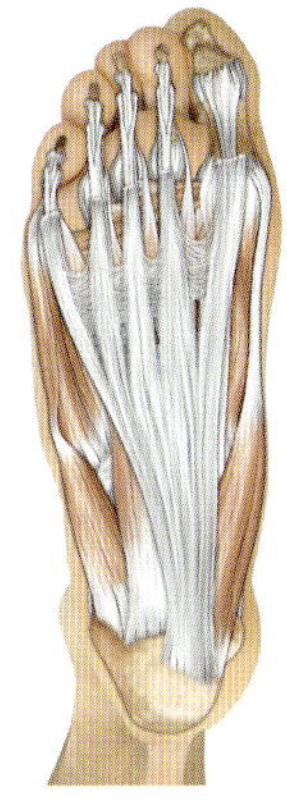

Ausgangsstellung:
Sitzend auf einem Hocker oder Stuhl, ein Fuß liegt auf dem anderen Oberschenkel

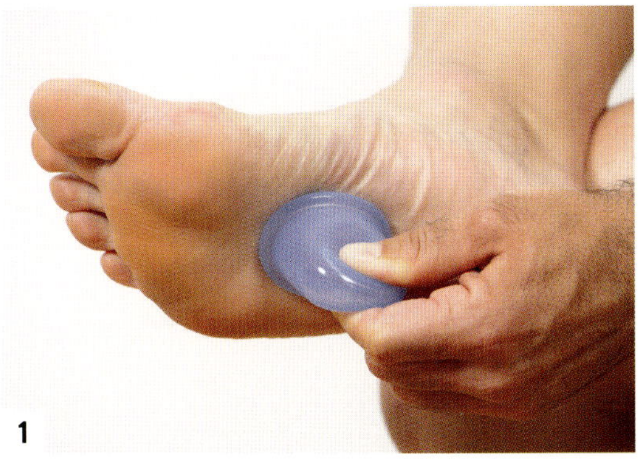

1

1. Platzieren Sie einen Cup direkt auf die Fußsohle. Arbeiten Sie dann mit **Mobilizing**. Beugen und strecken Sie den Fuß 20-mal.

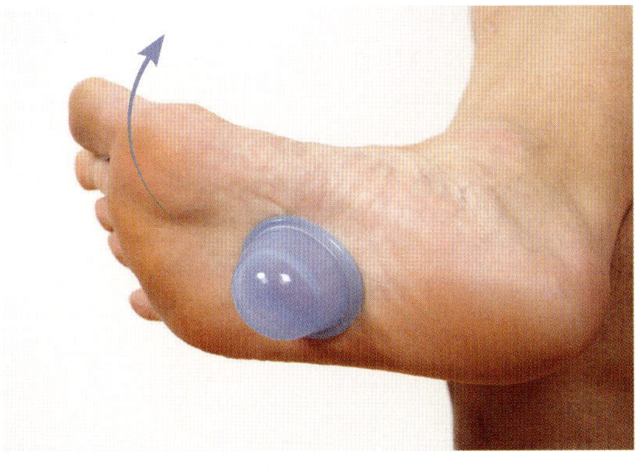

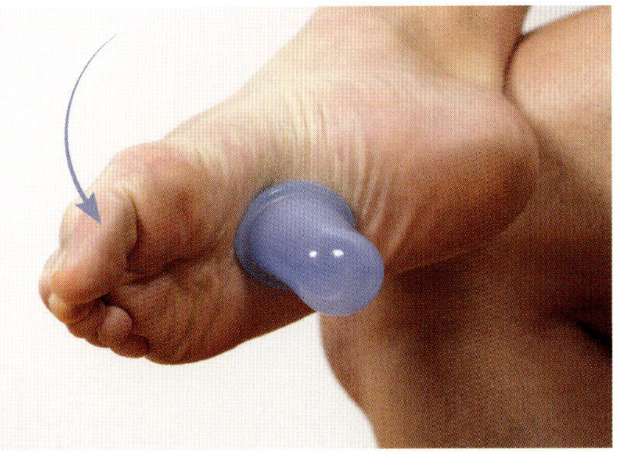

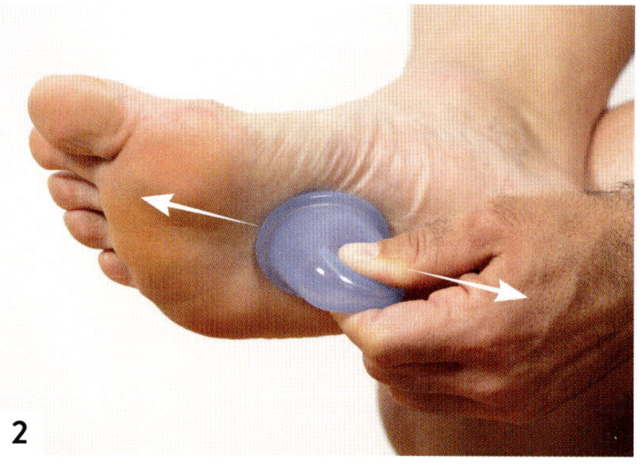

2

2. Sliding: Belassen Sie den Cup auf der Fußsohle und gleiten jetzt mit ihm längs über die Fußsohle Richtung Zehen und dann Richtung Ferse über die ganze Breite des Fußes, 20–30 Sekunden.

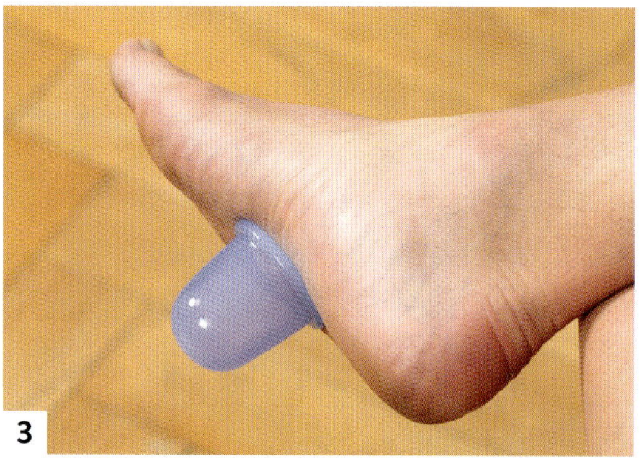

3

3. Zum Abschluss platzieren Sie den Cup direkt auf die Fußsohle und belassen ihn dort für 30 Sekunden. Wiederholen Sie das an mehreren Stellen auf der Fußsohle.

4.5 Sprunggelenkschmerzen

Schmerzen können durch instabile Sprunggelenke nach langer Belastung, durch Fußfehlstellungen oder nach einem Trauma, wie z. B. Umknicken nach innen oder außen, auftreten. Sie belasten das myofasziale Gewebe und können mit Cupping behandelt werden.

Ausgangsstellung:
Sitzend auf einem Hocker oder Stuhl, ein Fuß liegt auf dem anderen Oberschenkel

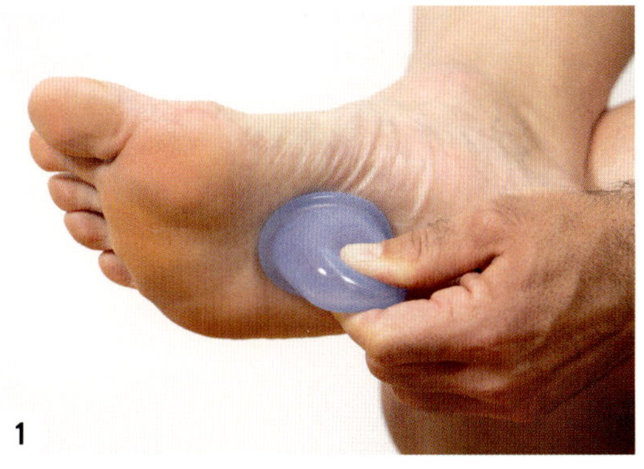

1

1. Einen Cup direkt auf die Fußsohle platzieren, jetzt mit **Mobilizing** arbeiten: Beugen und strecken Sie den Fuß 20-mal.

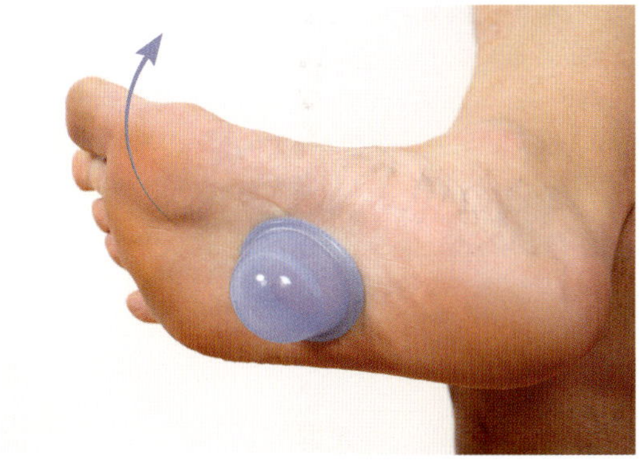

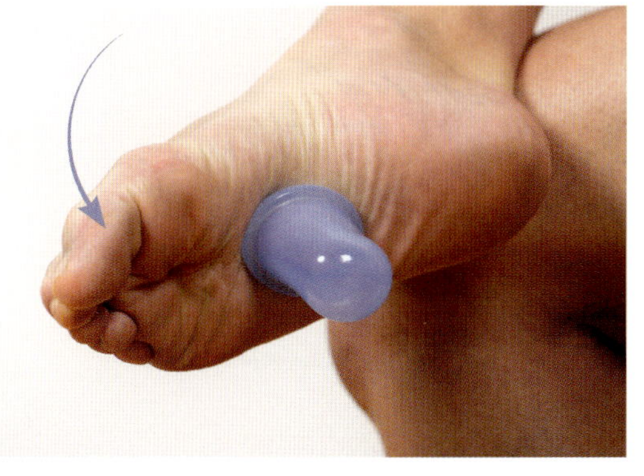

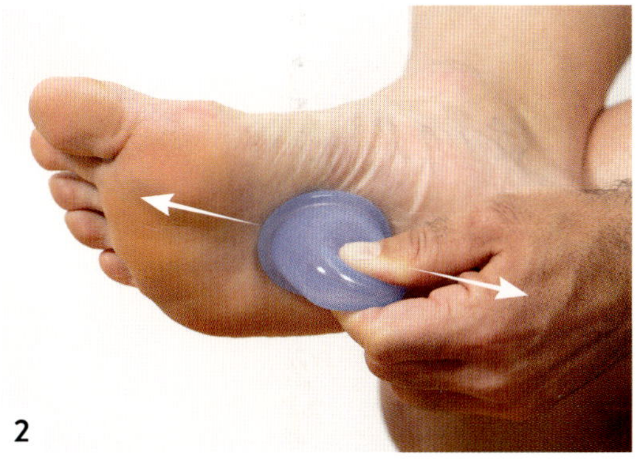

2

2. Sliding: Sie belassen den Cup auf der Fußsohle und gleiten mit ihm Richtung Zehen und dann Richtung Ferse über die ganze Breite des Fußes, 20–30 Sekunden.

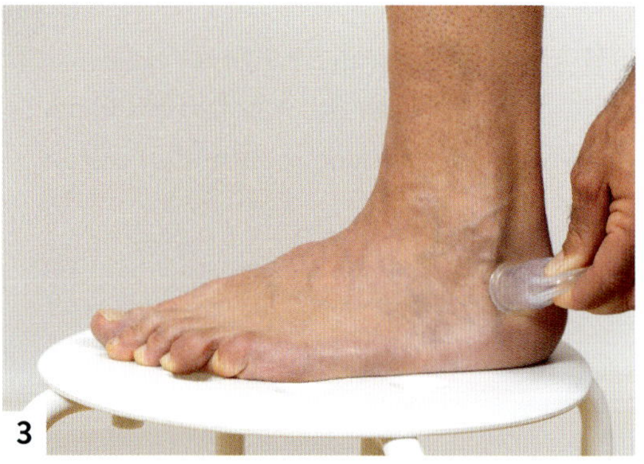

3. Stehend, Fuß auf einem Hocker. Den Cup zuerst rechts, später auch links zwischen Achillessehne und Knöchel mit Unterdruck aufsetzen.

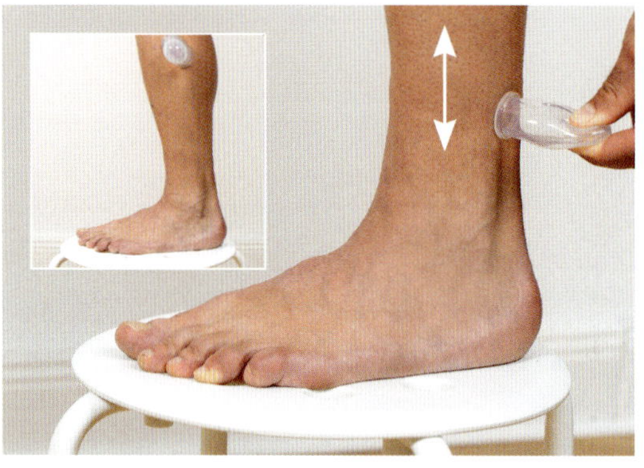

Benutzen Sie dazu einen kleinen Cup. Platzieren Sie ihn seitlich über den Außenknöchel und führen ihn mit **Sliding** bis kurz unterhalb des Knies und wieder zurück.

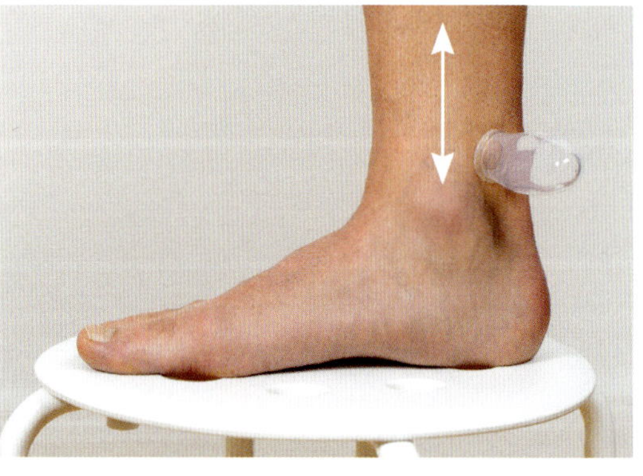

Wiederholen Sie das **Sliding** auf der Innenseite des Unterschenkels. Dazu platzieren Sie den Cup zwischen Innenknöchel und Achillessehne und führen ihn mit **Sliding** bis kurz unterhalb des Knies ca. 10–20-mal.

4.6 Kniegelenksproblematik

Das Kniegelenk ist oft besonders hohen Belastungen ausgesetzt. Problematisch sind auch Instabilitäten oder zu wenig Bewegung. Meist sind die Faszien und Muskeln stark verkürzt und verspannt. Hier kann man mit Cupping die Spannung lösen und weitere Schmerzen oder erhöhtem Druck hinter der Kniescheibe vorbeugen.

Ausgangsstellung:
Sitzend auf einem Hocker oder Stuhl

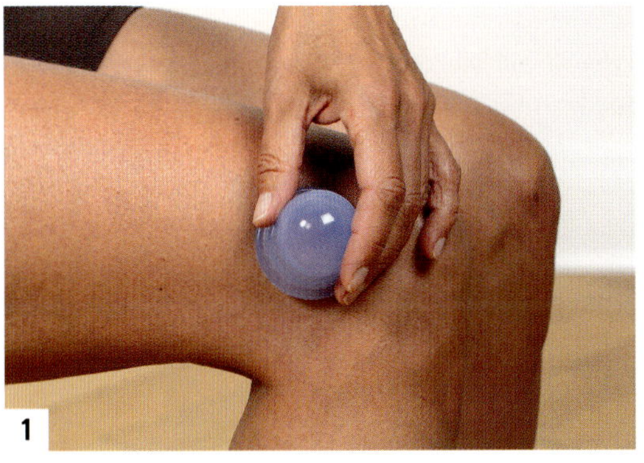

1

1. Sitzend, mit gebeugten Beinen auf einem Hocker. Einen Cup seitlich oberhalb des Knies aufsetzen. Zuerst mit **Placing** arbeiten für 30 Sekunden, anschließend mit **Pumping** und **Spinning**, ca. 10-mal.

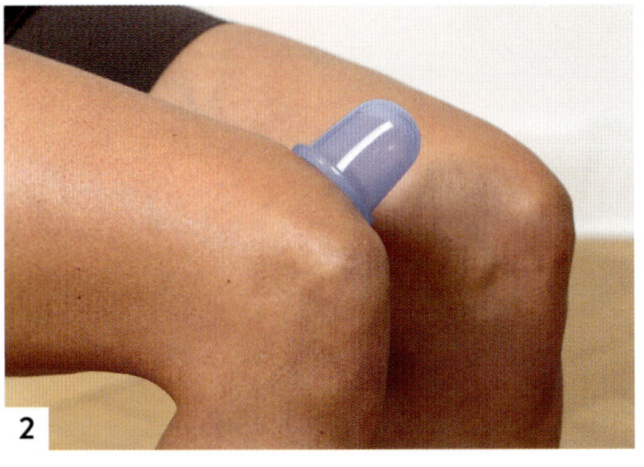

2

2. Danach wiederholen Sie das auf der Innenseite des Knies.

3. Anschließend platzieren Sie den Cup seitlich unterhalb des Knies und arbeiten dort zuerst mit **Placing** für 30 Sekunden, dann mit **Pumping** und **Spinning**, jeweils 10-mal. Wiederholen Sie das Ganze auf der Innenseite des Knies.

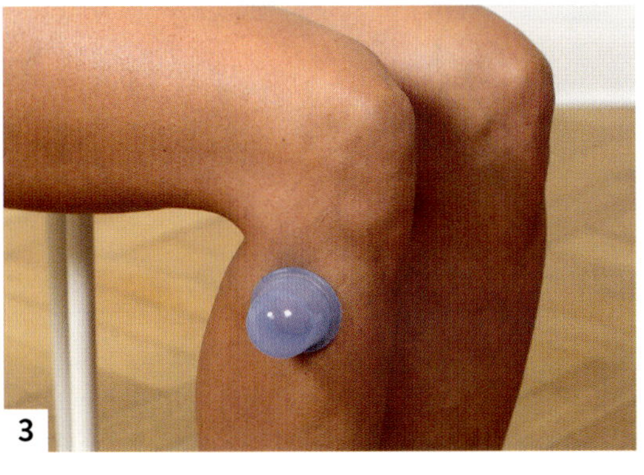

3

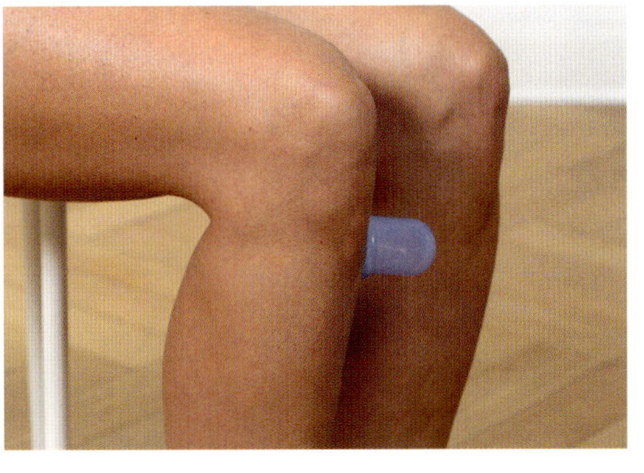

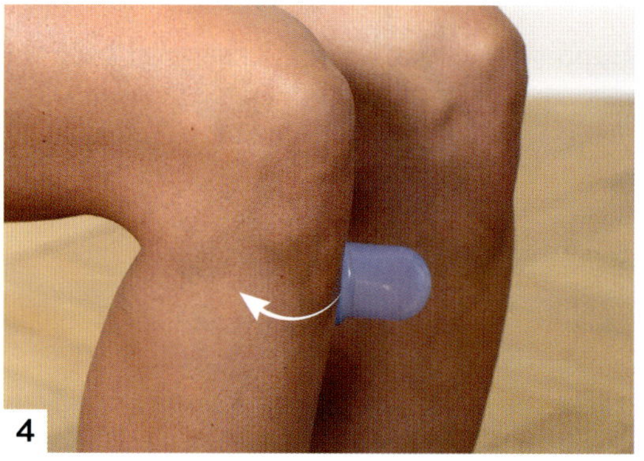

4

4. Von dort starten Sie mit einem **Sliding** in Form eines Halbkreises unter der Kniescheibe Richtung Außenseite und wieder zurück zur Innenseite, ca. 10-mal. Sie enden an der Außenseite des Knies.

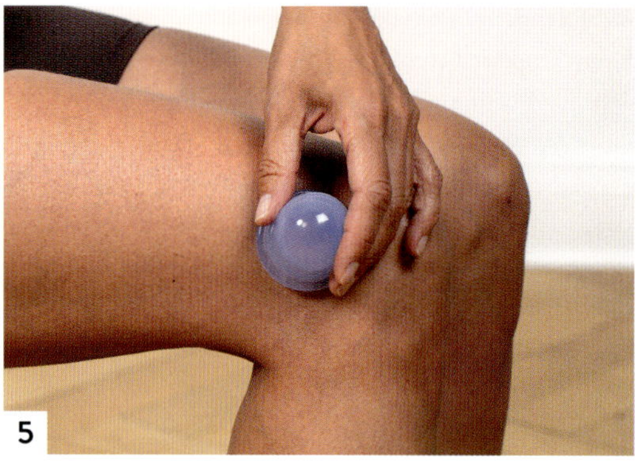

5

5. Von dort ziehen Sie den Cup oberhalb der Kniescheibe im Halbkreis zur Innenseite des Knies und wieder zurück, 10-mal.

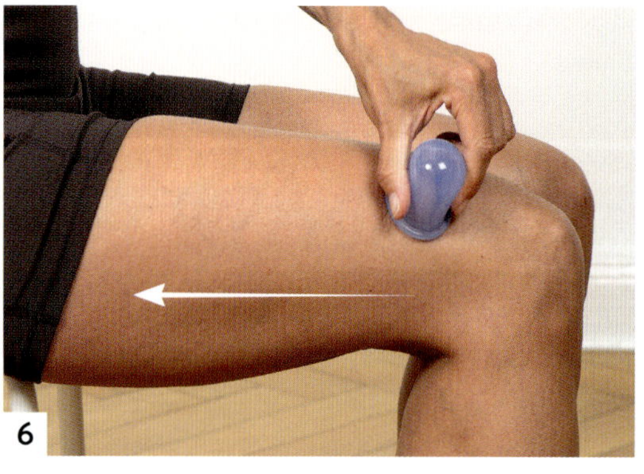

6

6. Ein Cup wird oberhalb der Kniescheibe auf dem Oberschenkelmuskel platziert, im **Sliding** Richtung Hüfte hoch- und wieder zurück nach unten gezogen, ca. 10-mal. Nun platzieren Sie den Cup seitlich am Oberschenkel und wiederholen das **Sliding** auf der Außenseite des Oberschenkels.

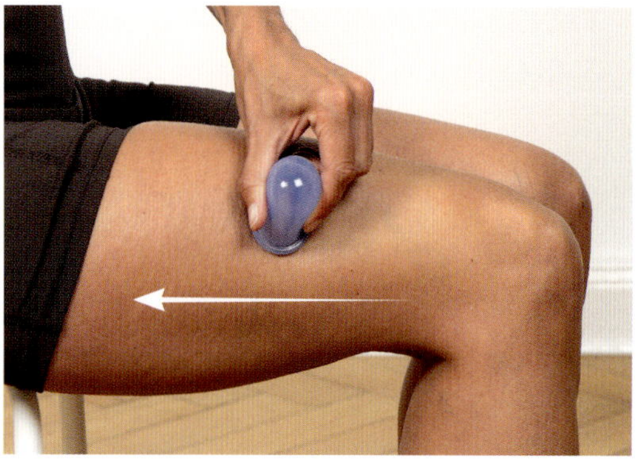

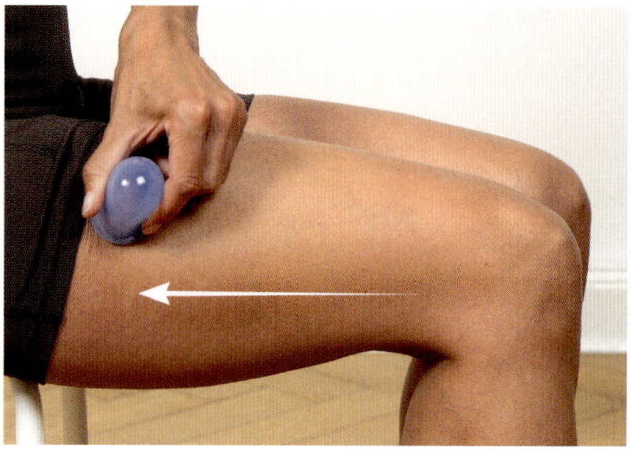

4.7 „Runner's Knee"

Das Läuferknie ist ein Reizzustand an der Außenseite des Kniegelenks durch eine Überlastung beim Laufen.
Ursächlich können sein: zu hoher Trainingsumfang, neue oder zu alte Schuhe, instabile Beinachsen, fehlendes Dehnen bei verkürzten Muskeln oder auch fehlende Kraft in den stabilisierenden Muskeln. Die Faszien und Muskeln verspannen sich und führen durch hohe Zugkräfte zu dieser Reizung.

Cupping hilft Ihnen, die verklebten Faszien und verkürzten Muskeln zu entspannen und erhöht die Durchblutung in den bearbeiteten Regionen. Zudem verhindert es eine Chronifizierung des Läuferknies.

Ausgangsstellung:
Stehend, später sitzend

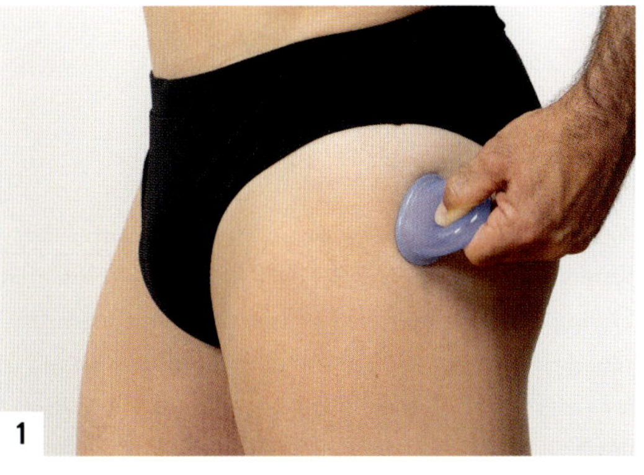

1

1. **Placing:** Platzieren Sie einen Cup auf der Hüftaußenseite für ca. 20–30 Sekunden.

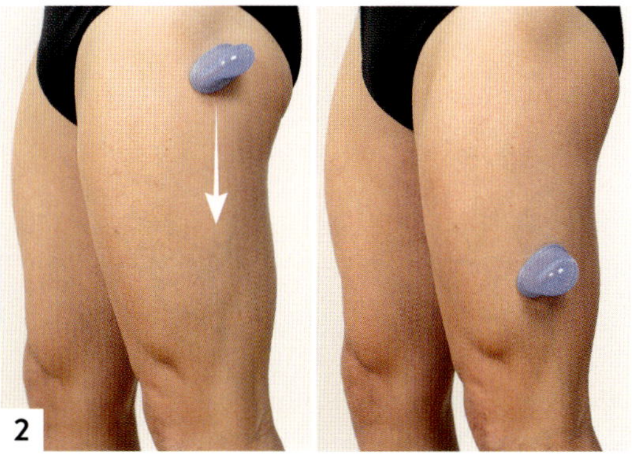

2

2. Von der Hüftaußenseite starten Sie mit **Sliding:** Sie bewegen den Cup langsam und gleichmäßig nach unten bis knapp über das Knie und anschließend über den seitlichen Oberschenkel wieder nach oben, ca. 10-mal.

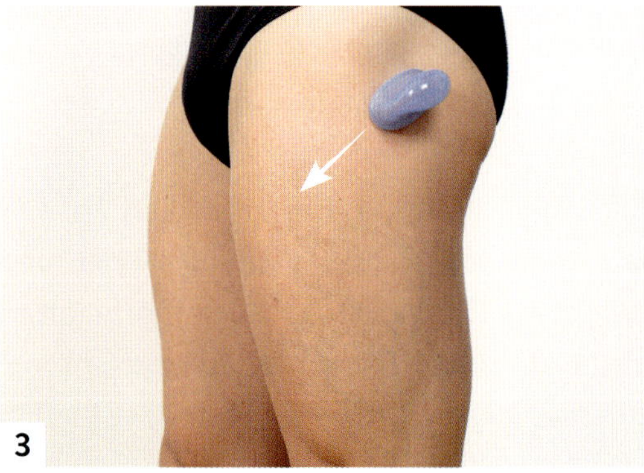

3

3. Anschließend machen Sie mit **Sliding** weiter, dieses Mal quer zum Faserverlauf. Sie arbeiten mit dem Cup von vorne nach hinten und zurück im Zick-Zack-Verlauf bis nach unten zum Knie und wieder nach oben, 2-mal.

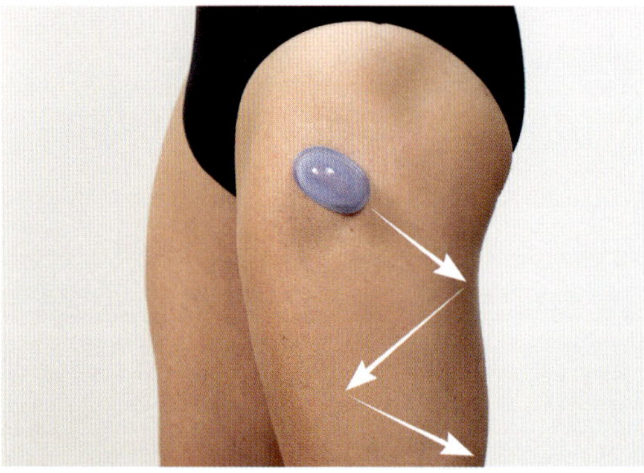

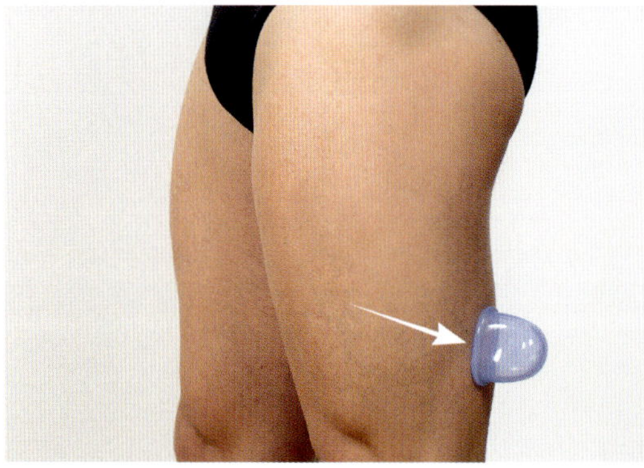

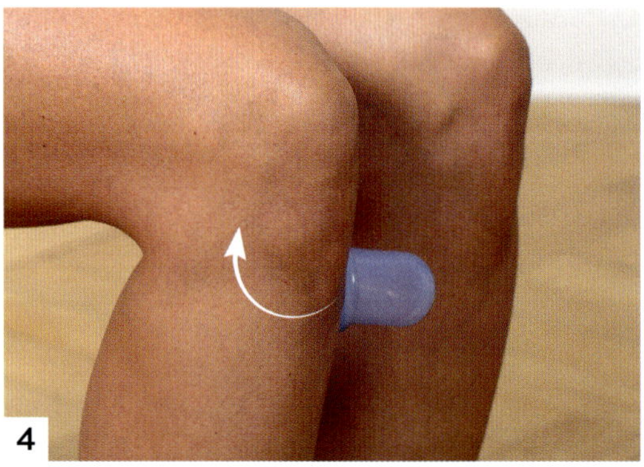

4

4. Nun sitzende Position einnehmen. Cup unter der Kniescheibe platzieren. Von dort starten Sie mit einem **Sliding** in Form eines Halbkreises unter der Kniescheibe Richtung Außenseite und wieder zurück zur Innenseite, ca. 10-mal. Sie enden an der Außenseite des Knies.

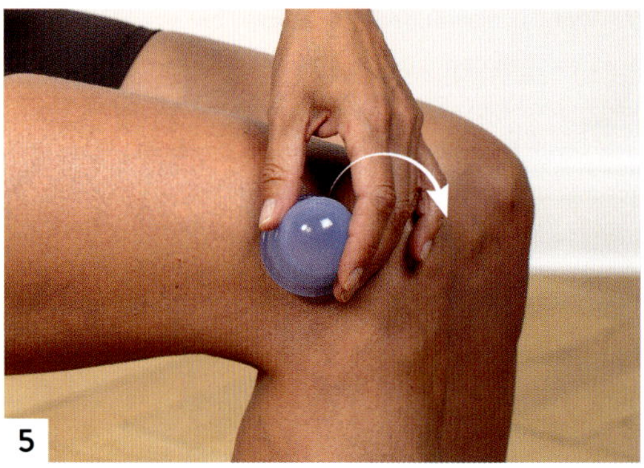

5

5. Von dort ziehen Sie den Cup oberhalb der Kniescheibe im Halbkreis zur Innenseite des Knies und zurück, 10-mal.

4.8 Hüftbeschwerden

Probleme im Bereich der Hüfte oder der Leiste sind relativ häufig. Sie können verschiedene Ursachen haben: von Arthrose, über eine Schleimbeutelentzündung, bis hin zu einer Instabilität in der Becken-Rumpf-Anbindung. Fehlende Bauchmuskulatur kann zum Beispiel Schmerzen in der Hüfte auslösen, weil damit die Becken-Rumpf-Anbindung nicht gewährleistet ist. Dadurch kommt es zu Ausweichbewegungen, die zu einem muskulären Ungleichgewicht führen.

Bei Hüftbeschwerden können Sie mit Cupping die Faszien entspannen und somit zu einer Reduzierung der Schmerzen beitragen.

Ausgangsstellung:
Stehend, evtl. den Fuß auf einen Hocker stellen

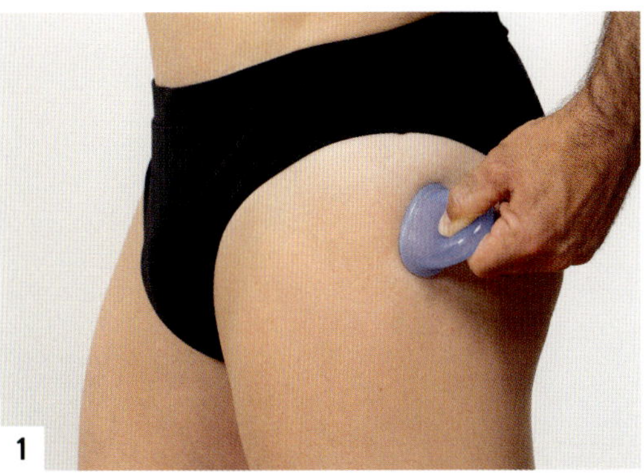

1

1. Placing, stehend. Platzieren Sie einen Cup auf der Hüftaußenseite für ca. 20–30 Sekunden.

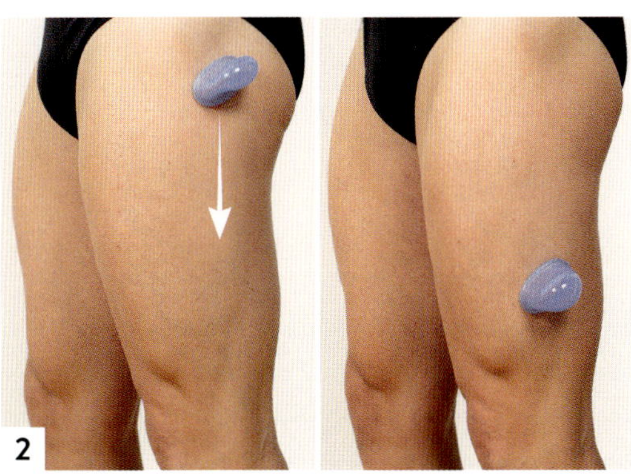

2

2. Danach starten Sie von dort das **Sliding**: Sie bewegen den Cup langsam und gleichmäßig nach unten bis knapp über das Knie und über den seitlichen Oberschenkel wieder zurück nach oben, ca. 10-mal.

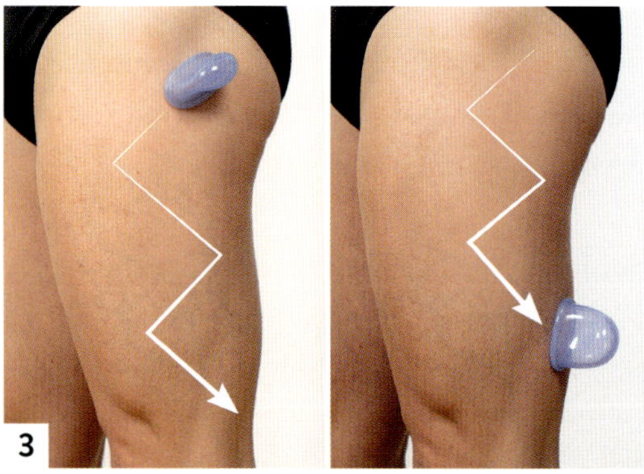

3

3. Anschließend machen Sie mit **Sliding** weiter, dieses Mal quer zum Faserverlauf: Sie arbeiten mit dem Cup im Zick-Zack-Verlauf von hinten nach vorne bis nach unten zum Knie und wieder zurück nach oben, 2-mal. Enden Sie oben an der Hüfte.

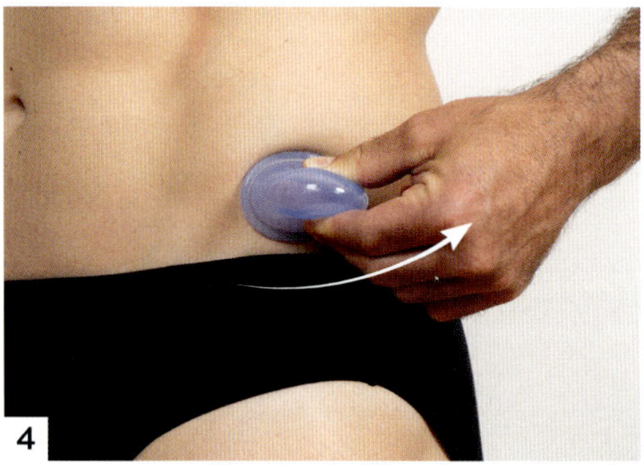

4

4. Von dort ziehen Sie den Cup höher in Richtung Beckenkamm, am Beckenkamm entlang bis nach hinten zum Kreuzbein und wieder zurück Richtung Ausgangspunkt. Wiederholen Sie das 10-mal.

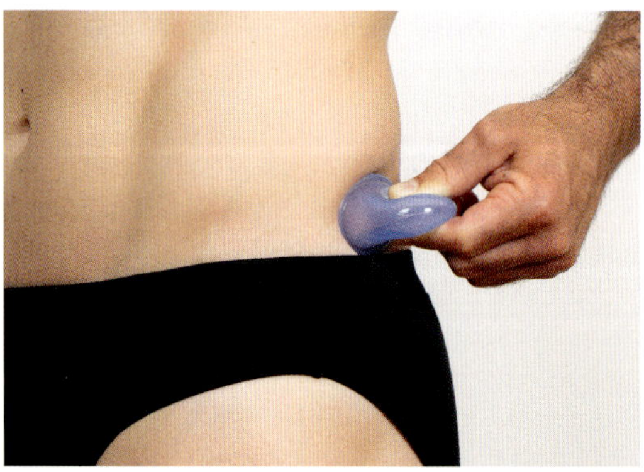

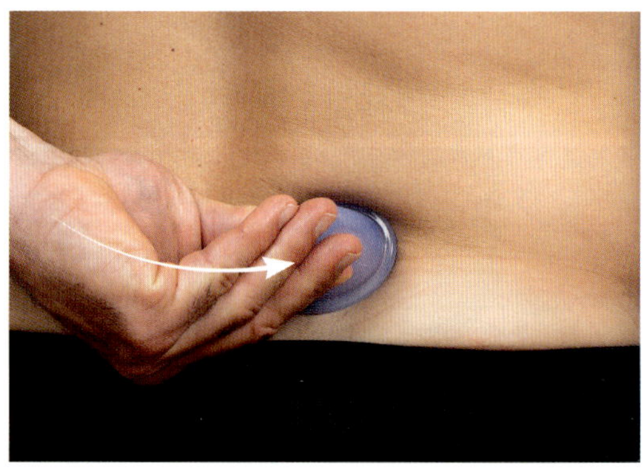

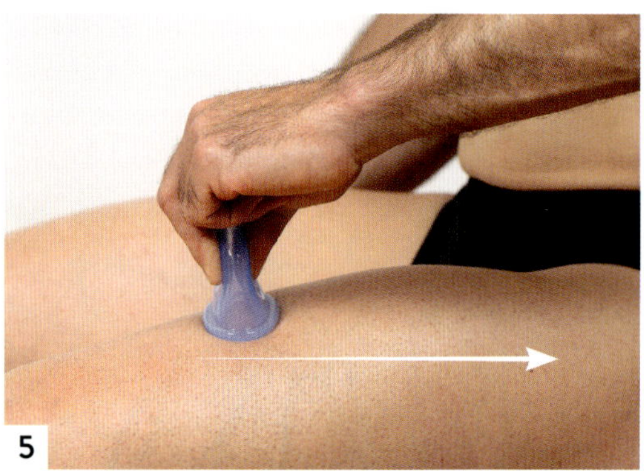

5

5. Sitzend, mit ausgestrecktem Bein. Ein Cup wird oberhalb der Kniescheibe auf dem Oberschenkelmuskel platziert und im **Sliding** Richtung Hüfte hoch- und wieder nach unten gezogen, ca. 10-mal.

4.9 „Runner's Hip" bzw. Tractus-iliotibialis-Syndrom

Bei der Läuferhüfte (Tractus-iliotibialis-Syndrom) finden sich ähnliche Ursachen wie beim Läuferknie. Die sehr feste Faszienplatte (Tractus iliotibialis), die die Beinachse stabilisiert bzw. zugurtet, hat eine zu hohe Spannung. Ursache kann ein Beckenschiefstand sein, aber auch alte oder neue Schuhe, hohe Trainingsumfänge etc. können die Schmerzen auslösen. Typisch sind dabei die Schmerzen an der Hüfte.

Durch die Eigenbehandlung mit den Cups senken Sie die Spannung im Tractus iliotibialis und können dadurch die Schmerzen reduzieren.

Ausgangsstellung:
Stehend, evtl. den Fuß auf einen Hocker stellen

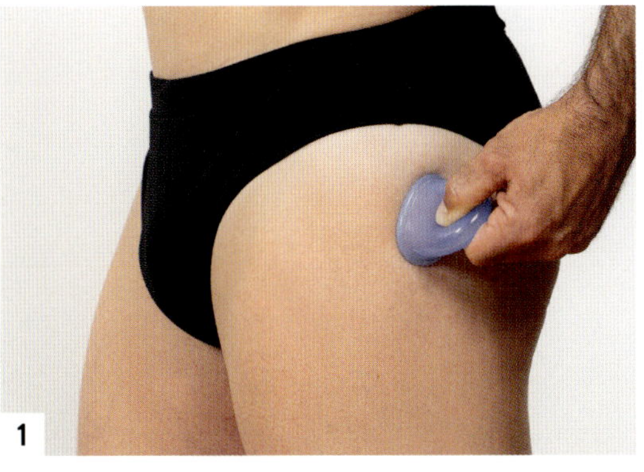

1

1. **Placing:** Platzieren Sie einen Cup auf der Hüftaußenseite für ca. 20–30 Sekunden.

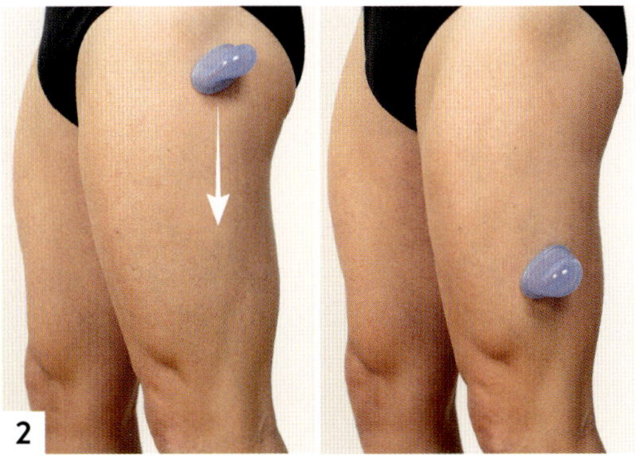

2

2. Danach starten Sie von dort das **Sliding:** Sie bewegen den Cup langsam und gleichmäßig nach unten bis knapp über das Knie und über den seitlichen Oberschenkel wieder zurück nach oben, ca. 10-mal.

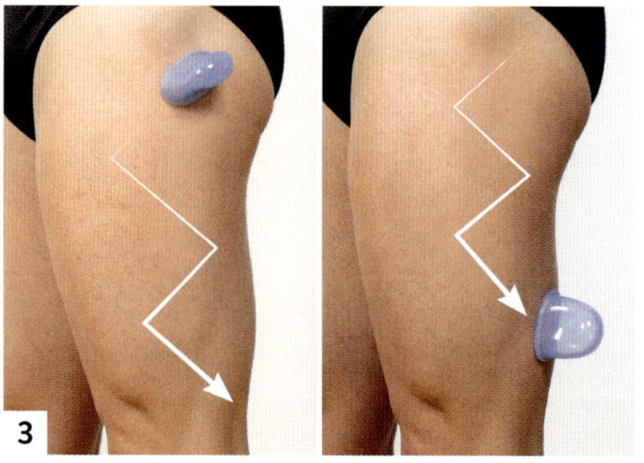

3. Anschließend machen Sie mit **Sliding** weiter, dieses Mal quer zum Faserverlauf: Sie arbeiten mit dem Cup im Zick-Zack-Verlauf von hinten nach vorne bis nach unten zum Knie und wieder zurück nach oben, 2-mal. Enden Sie oben an der Hüfte.

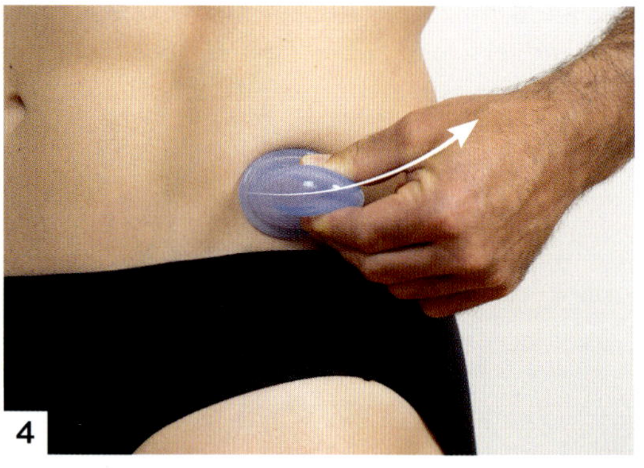

4. Von dort ziehen Sie den Cup höher in Richtung Beckenkamm, ...

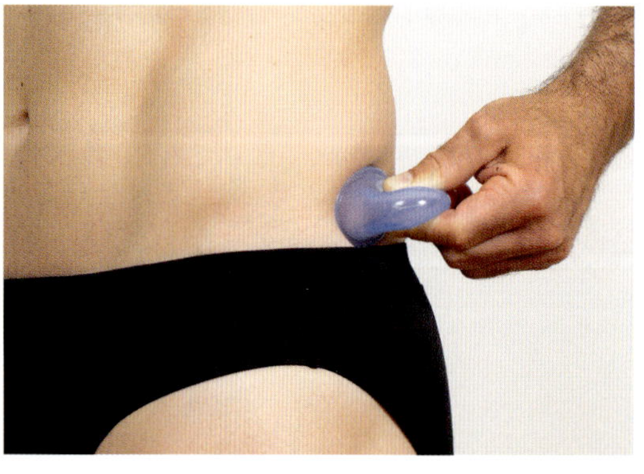

... am Beckenkamm entlang, ...

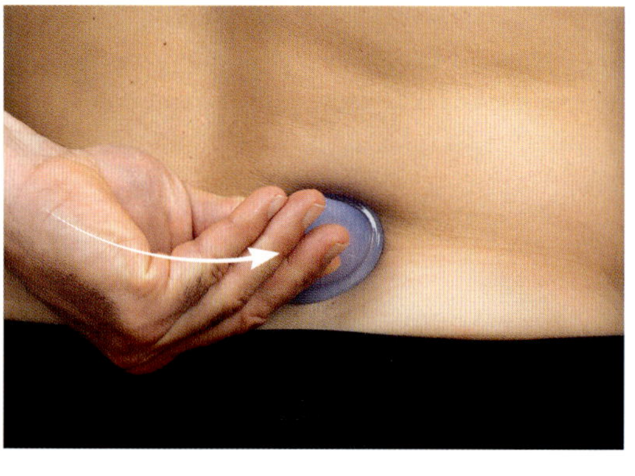

... bis nach hinten zum Kreuzbein und wieder zurück Richtung Ausgangspunkt. Wiederholen Sie das 10-mal.

4.10 Hexenschuss

Unter einem Hexenschuss, auch akute Lumbalgie genannt, versteht man einen plötzlich auftretenden und stechenden Schmerz, der auch länger anhalten kann. Überwiegend tritt er im Bereich der Lendenwirbelsäule auf. Das ist ein deutlicher Warnschuss für den Rücken. Ursachen sind häufig zu langes Sitzen, wenig Bewegung oder mangelnde Kraft in der Rücken- und Bauchmuskulatur. Die Muskulatur und die Faszienkette sind sehr stark verspannt.

Diese starken Verspannungen können Sie mit den Cups lösen und damit die Schmerzen deutlich senken.

Ausgangsstellung:
Zur Eigenbehandlung eignet sich der Stand. Es ist aber besser, wenn Sie sich hierbei von einem Partner helfen lassen: Legen Sie sich auf den Bauch, evtl. mit einem Kissen unter Becken und/oder Bauch. Ihr Partner platziert die Cups. Wenn das für Sie angenehm ist, können die Cups auch länger auf der Muskulatur verbleiben.

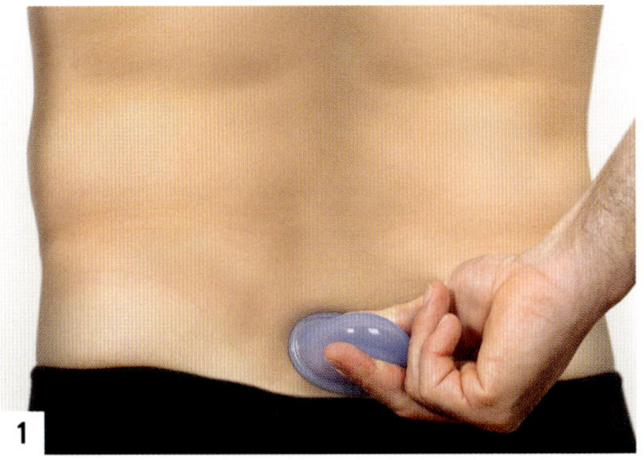
1

1. **Placing:** Setzen Sie einen Cup mittig auf das Kreuzbein, 30 Sekunden.

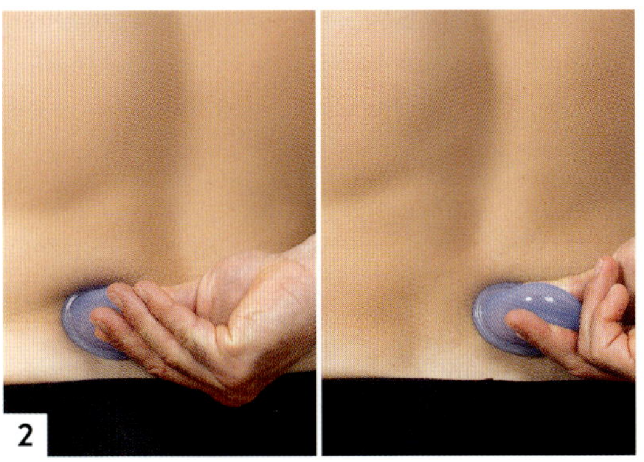
2

2. Danach platzieren Sie den Cup einmal rechts und links vom Kreuzbein für jeweils 30 Sekunden.

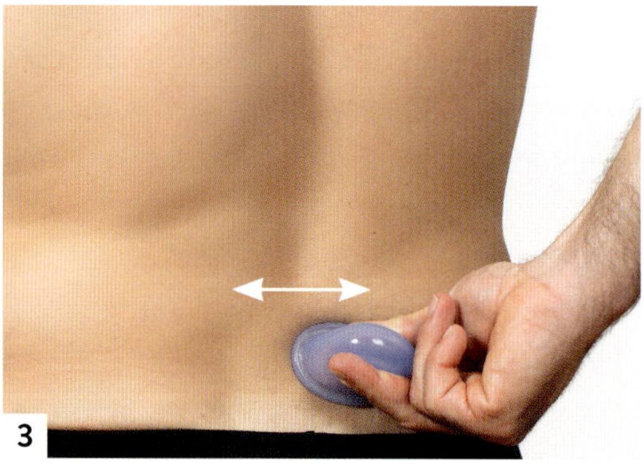

3

3. Mit **Sliding** bearbeiten Sie dann das Kreuzbein von rechts, …

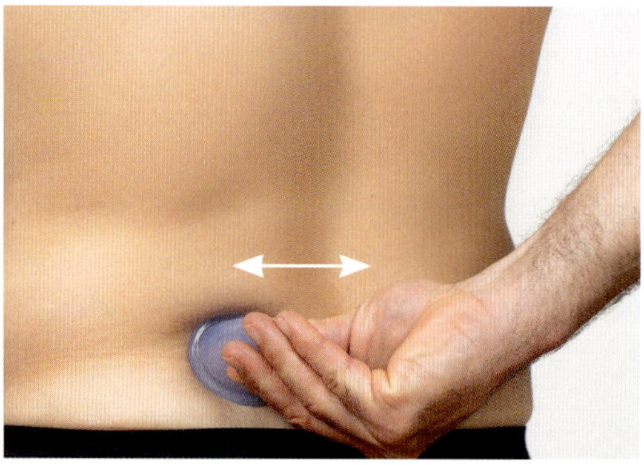

… nach links und wieder zurück, 10-mal.

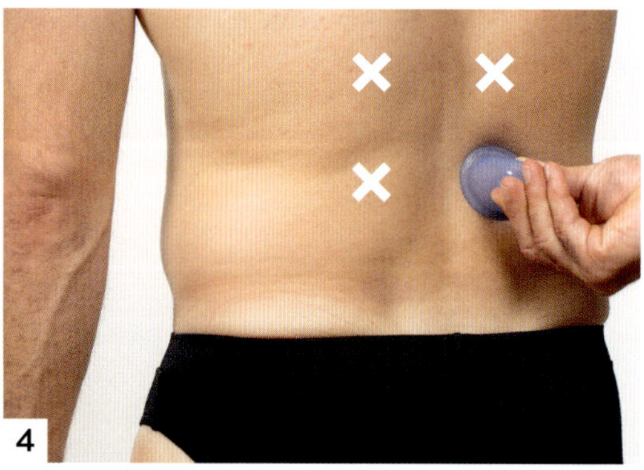

4

4. Platzieren Sie den Cup neben der Wirbelsäule über dem Kreuzbein auf der rechten Seite; **Placing** für 30 Sekunden, verfahren Sie auf der linken Seite genauso.

Gehen Sie ca. 5 cm höher und platzieren Sie den Cup dort; **Placing** für 30 Sekunden, ebenso auf der linken Seite.

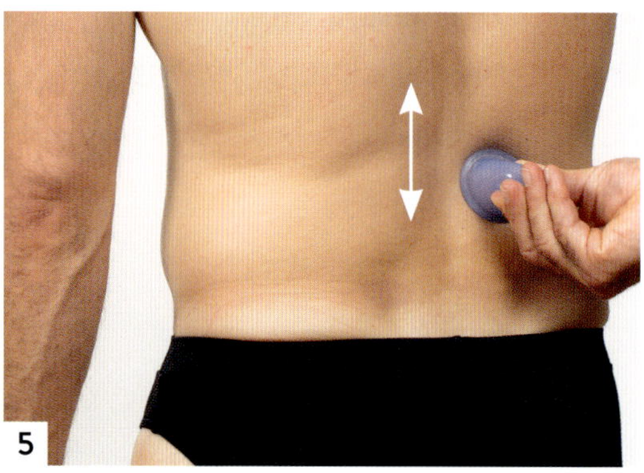

5

5. **Sliding**: Setzen Sie den Cup wieder auf der rechten Seite auf und ziehen ihn neben der Wirbelsäule nach oben, ca. 10-mal. Dann wiederholen Sie das Ganze auf der linken Seite.

4.11 Iliosakralgelenk (ISG)-Problematik

Die ISG-Problematik ist gekennzeichnet durch plötzlich auftretende, häufig einseitige Schmerzen direkt im Iliosakralgelenk. Es kann auch zu Ausstrahlungen in das Gesäß und/oder in die Leiste und zum Bauch kommen. Die ISG-Schmerzen treten häufig nach langem Stehen oder Sitzen auf und haben verschiedene Ursachen: Blockade, Arthrose, Beckenschiefstand, muskuläre Dysbalancen – um nur einige zu nennen. Auch hier tritt durch den Schmerz eine hohe Spannung im Gewebe auf, die Sie mit Cupping lösen können.

Ausgangsstellung:
Stehend. Wenn die Schmerzen zu stark sind, lassen Sie sich am besten von einem Partner helfen. Dabei gehen Sie in die Bauchlage, evtl. mit einem Kissen unter dem Becken und/oder Bauch. Sie sollten fast schmerzfrei liegen können.

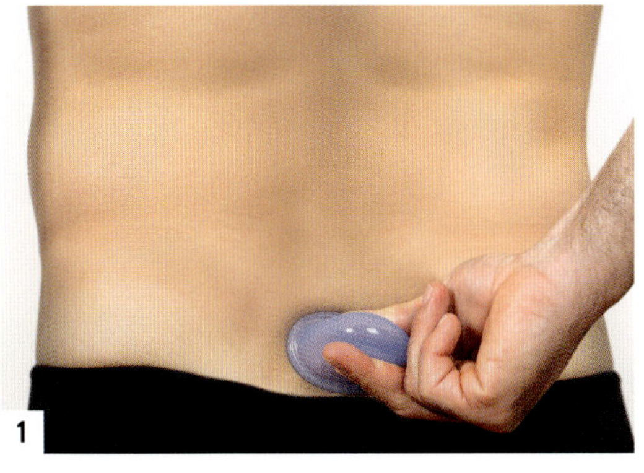

1

1. Placing: Setzen Sie einen Cup mittig auf das Kreuzbein, 30 Sekunden.

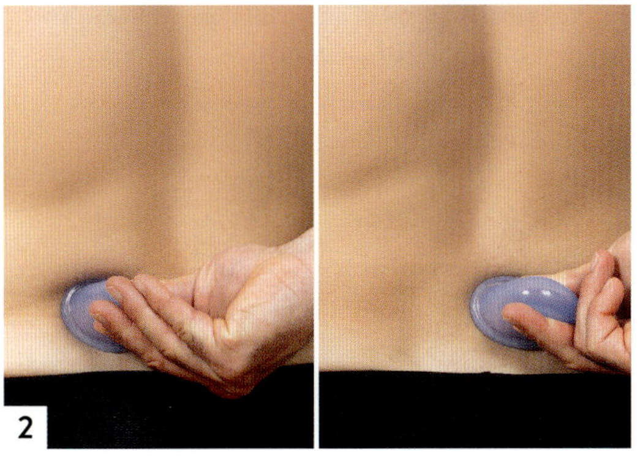

2

2. Danach platzieren Sie den Cup einmal rechts und links vom Kreuzbein für jeweils 30 Sekunden.

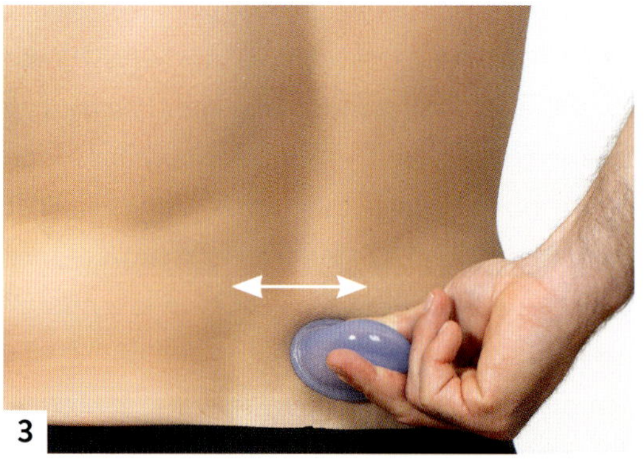

3. Mit **Sliding** bearbeiten Sie dann das Kreuzbein von rechts, ...

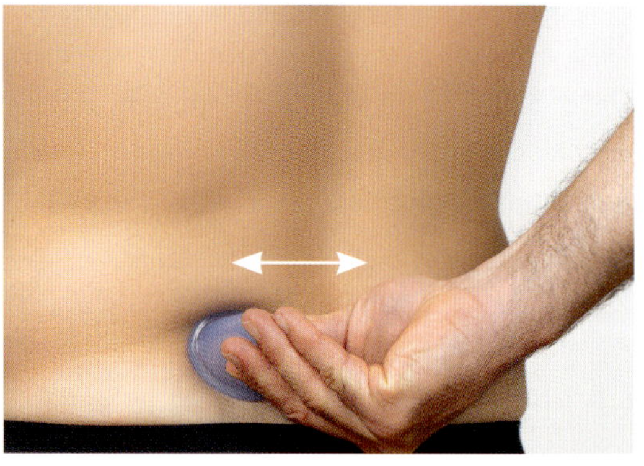

... nach links und wieder zurück, 10-mal.

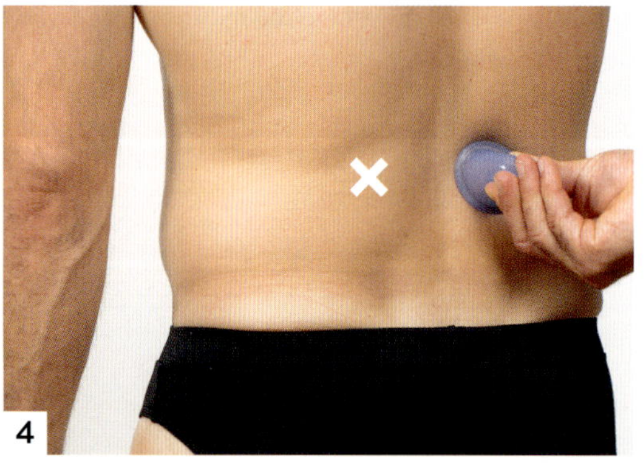

4. Platzieren Sie den Cup neben der Wirbelsäule über dem Kreuzbein auf der rechten Seite; **Placing** für 30 Sekunden. Verfahren Sie auf der linken Seite genauso.

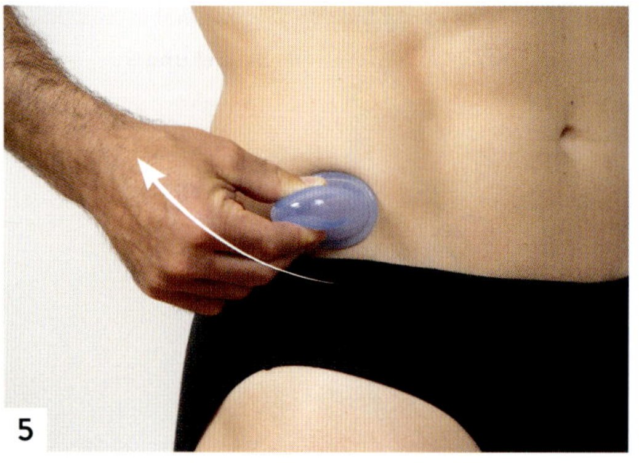

5. Nun setzen Sie den Cup seitlich direkt unter dem Beckenkamm auf, ziehen den Cup bis nach hinten Richtung Kreuzbein-Darmbeingelenk und wieder zurück, 5–10-mal.

4.12 Ischialgie/Ischiasschmerzen

Ischiasschmerzen starten häufig am unteren Rücken und strahlen dann einseitig ins Gesäß, über die Hüfte, am Bein hinunter bis zum Fuß aus. Manchmal ist das mit Kribbeln oder sogar einem fehlenden Gefühl in diesem Bereich verbunden. Oft gehen die Beschwerden von alleine zurück. Wichtig ist hierbei Bewegung um die Schmerzen zu reduzieren und die Spannung im Gewebe zu lösen. Mit Cupping und Wärme können Sie den Körper dabei unterstützen.

Ausgangsstellung:
Stehend. Wenn die Schmerzen zu stark sind, lassen Sie sich am besten von einem Partner helfen. Dabei gehen Sie in die Bauchlage, evtl. mit einem Kissen unter dem Becken und/oder Bauch. Sie sollten fast schmerzfrei liegen können.

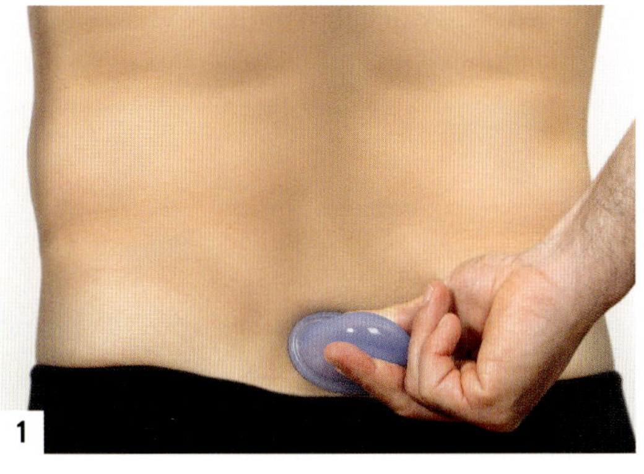

1

1. Placing: Setzen Sie einen Cup mittig auf das Kreuzbein, 30 Sekunden.

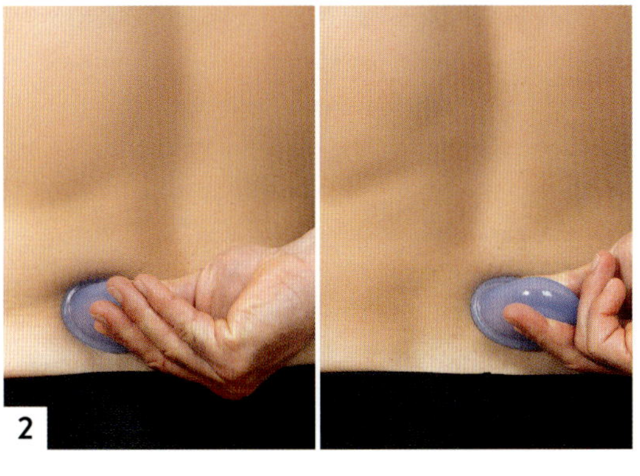

2

2. Danach platzieren Sie den Cup einmal rechts und links vom Kreuzbein für jeweils 30 Sekunden.

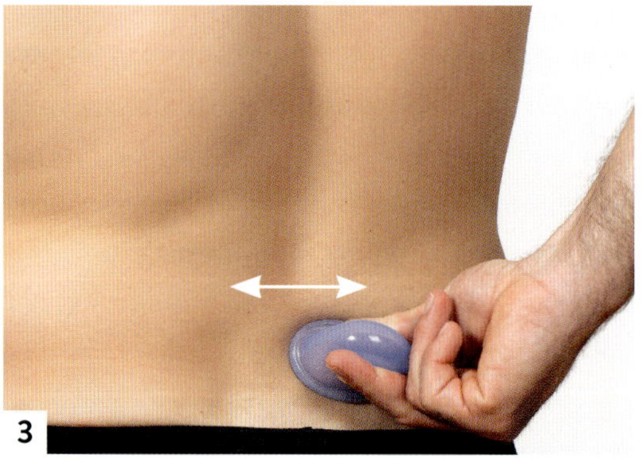

3

3. Mit **Sliding** bearbeiten Sie dann das Kreuzbein von rechts, …

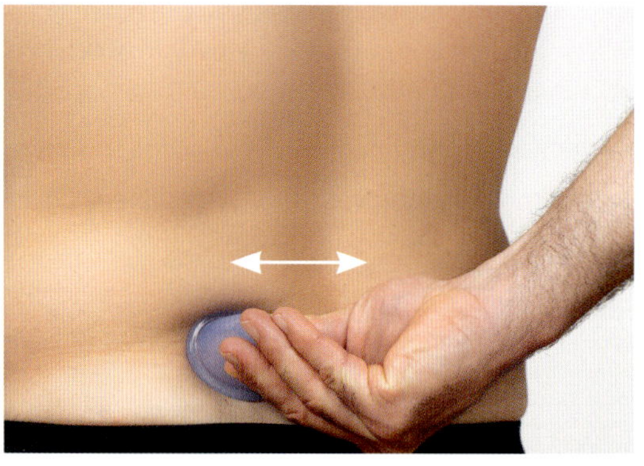

… nach links und wieder zurück, ca. 10-mal.

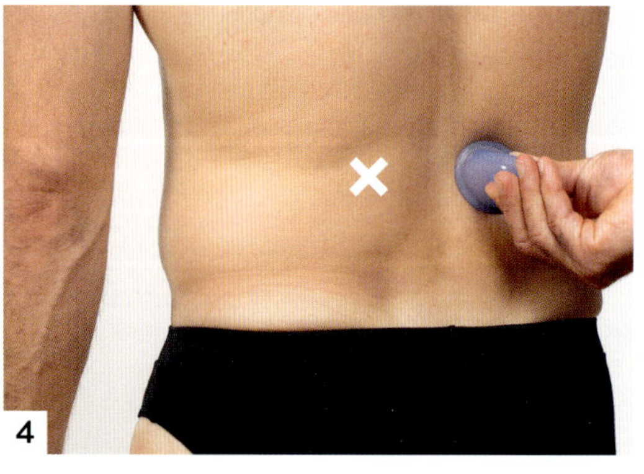

4

4. Platzieren Sie den Cup neben der Wirbelsäule über dem Kreuzbein auf der rechten Seite; **Placing** für 30 Sekunden. Verfahren Sie auf der linken Seite genauso.

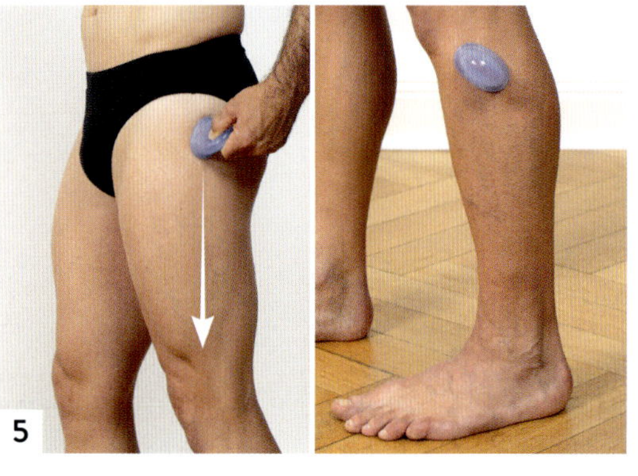

5

5. **Sliding:** Setzen Sie den Cup im Verlauf der Ausstrahlungen (Schmerzen oder sensiblen Störungen) im/am Gesäß oder am Oberschenkel auf.
Bearbeiten Sie mit **Sliding** das Bein, ggf. über das Knie und hinunter bis zum Fuß, von oben nach unten und wieder zurück. Auch hier bis zu 10-mal.

4.13 LWS-Syndrom

Das LWS-Syndrom ist ein Symptom, welches Schmerzen und Beschwerden vom unteren Rippenbogen bis hin zur Glutealfalte definiert. Es können die unterschiedlichsten Ursachen vorliegen: ungünstige Körperhaltung, das Heben schwerer Lasten oder mangelnde Kraft in Rücken- und Bauchmuskeln. Dabei verspannt die große Rückenfaszie, die Muskeln verhärten sich.
Mit Cupping können Sie dem entgegenwirken und die Durchblutung im Gewebe anregen. Dadurch entspannen Faszien und Muskeln.

Ausgangsstellung:
Stehend. Wenn die Schmerzen zu stark sind lassen Sie sich am besten von einem Partner helfen. Dabei gehen Sie in die Bauchlage, evtl. mit einem Kissen unter dem Becken und/oder Bauch. Sie sollten fast schmerzfrei liegen können.

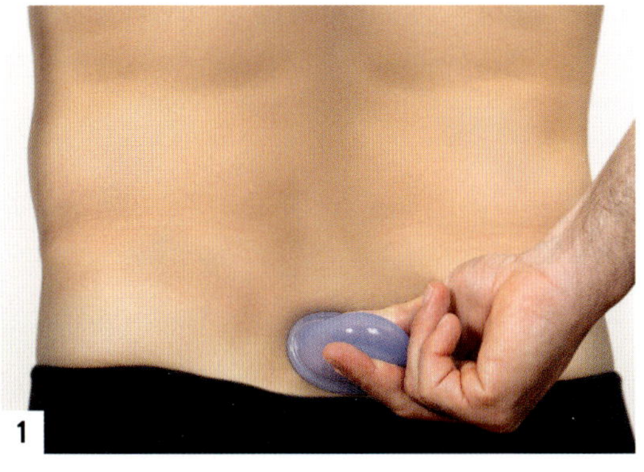

1

1. **Placing:** Setzten Sie einen Cup mittig auf das Kreuzbein, 30 Sekunden.

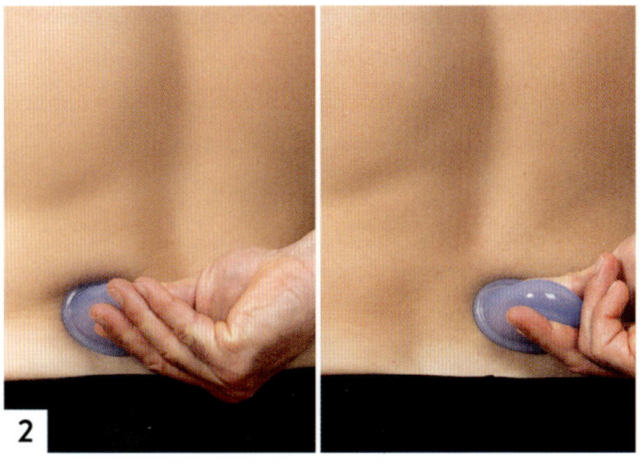

2

2. Danach platzieren Sie den Cup einmal rechts und links vom Kreuzbein, jeweils für 30 Sekunden.

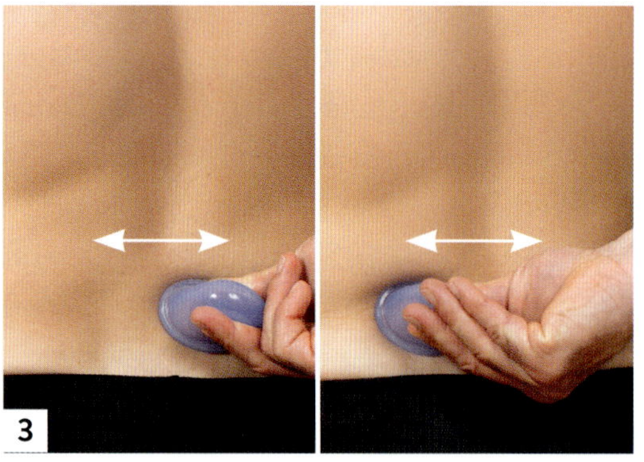

3. Mit **Sliding** bearbeiten Sie dann das Kreuzbein von rechts nach links und wieder zurück, 10-mal.

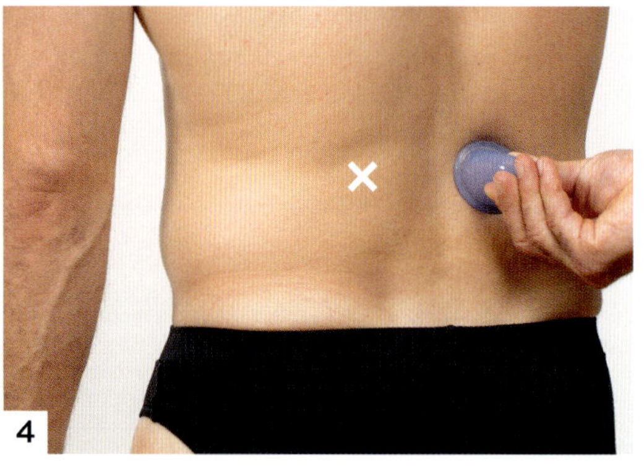

4. Platzieren Sie den Cup neben der Wirbelsäule über dem Kreuzbein auf der rechten Seite; **Placing** für 30 Sekunden. Verfahren Sie auf der linken Seite genauso.

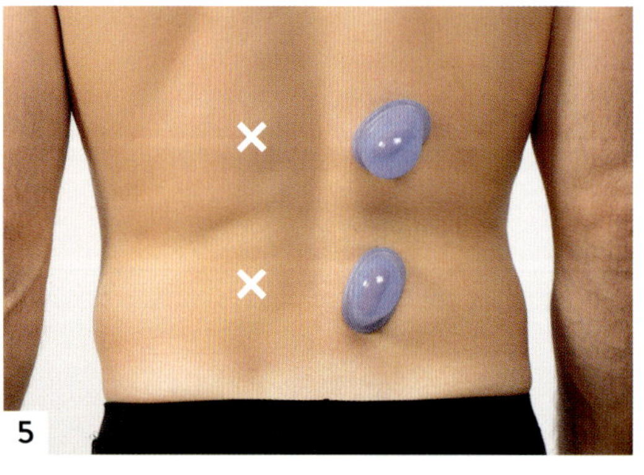

5. Setzen Sie einen zweiten Cup ca. 10 cm über dem ersten Cup auf die Muskulatur neben der Wirbelsäule; **Placing** für 30 Sekunden. Danach wechseln Sie die Seite.

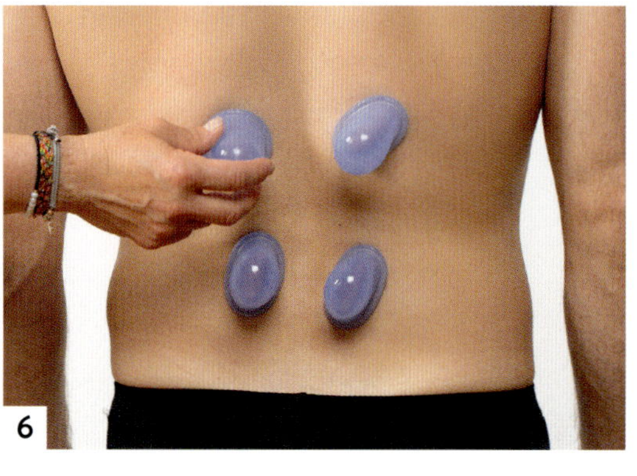

6. Wenn Sie mehrere Cups haben, setzen Sie diese gleichzeitig rechts und links auf die Muskulatur neben der Wirbelsäule. Lassen Sie sich ggf. von einem Partner helfen. Sie können sich dabei auch auf den Bauch legen mit einer Unterlagerung (Kissen) unter dem Bauch.

4.14 BWS-Syndrom

Das Brustwirbelsäulen-Syndrom, auch Thorakalsyndrom genannt, ist ein Schmerzsyndrom im Bereich der Brustwirbelsäule, manchmal verbunden mit Schwierigkeiten bei der Atmung. Es ist keine Erkrankung, sondern ein Symptom. Es können verschiedene Ursachen vorliegen: von einer Blockade über Fehlstellungen, wie zum Beispiel ein Rundrücken, bis hin zu Osteoporose. Meist liegt auch hier ein muskuläres Ungleichgewicht vor und löst damit starke Muskelverspannungen aus. Trotzdem sollte man zur Abklärung einen Arzt aufsuchen, denn auch ein Herzinfarkt kann Schmerzen in der Brustwirbelsäule auslösen.

Ausgangsstellung:
Zuerst Bauchlage, evtl. mit einem Kissen unter dem Becken und/oder Bauch. Sie sollten fast schmerzfrei liegen können. Wechseln Sie später evtl. in eine Sitzposition. Lassen Sie sich von einem Partner helfen.

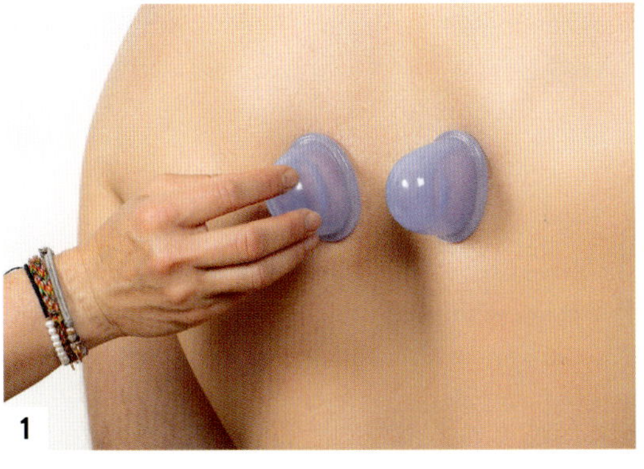
1

1. Placing: Setzen Sie jeweils einen Cup rechts und links neben die Brustwirbelsäule auf die Schmerzpunkte oder Verspannungen auf.

Je nach Ort der Schmerzen oder Verspannungen sollten Sie sich von Ihrem Partner helfen lassen. Belassen Sie die Cups dort für 30–60 Sekunden. Danach setzen Sie die Cups 5 cm nach oben bzw. unten auf und verfahren genauso.

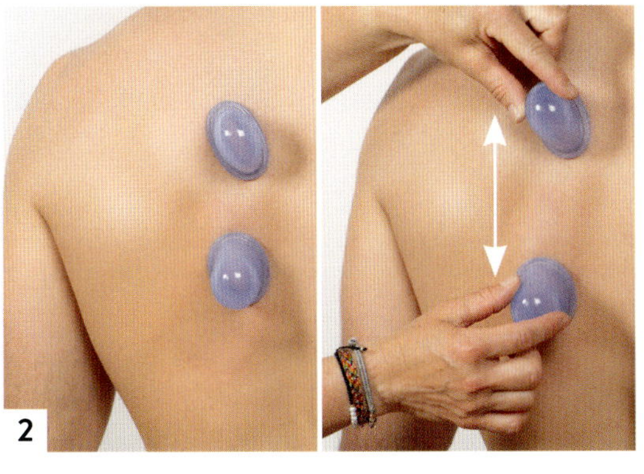
2

2. Expanding: Sie setzen beide Cups mit Unterdruck auf eine Seite der Brustwirbelsäule auf und ziehen sie dann auseinander. Dabei müssen Sie sich von einem Partner helfen lassen. Verfahren Sie auf der anderen Seite der Brustwirbelsäule genauso.

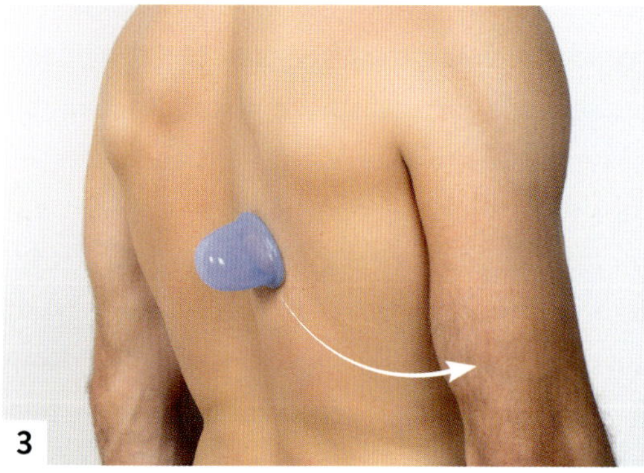

3

3. Sliding: Sie platzieren einen Cup im unteren Bereich der Verspannungen an der Brustwirbelsäule und ziehen den Cup, ohne ihn dabei zu lösen, am Rippenbogen entlang Richtung Arm bis hin zur Seite.

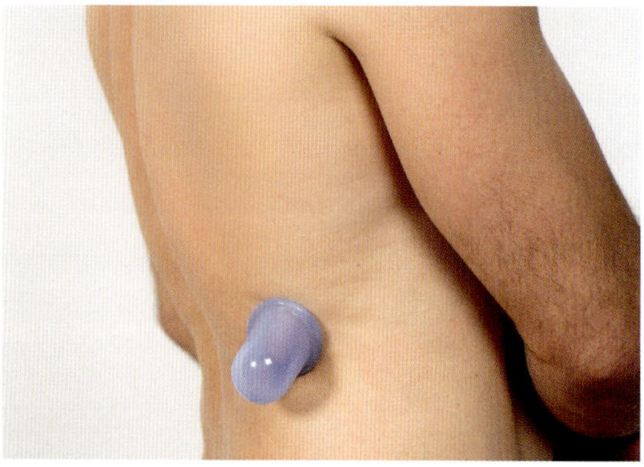

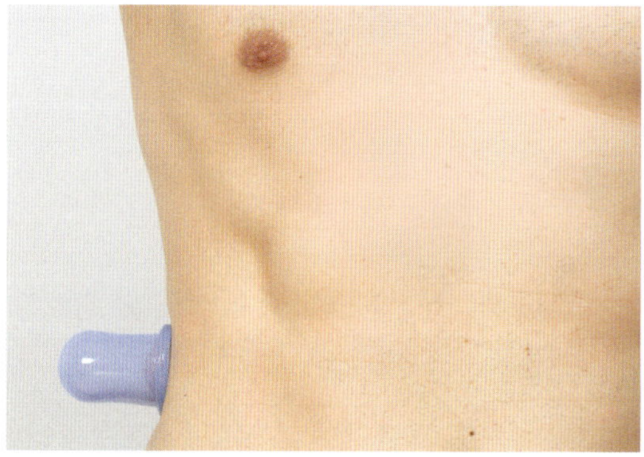

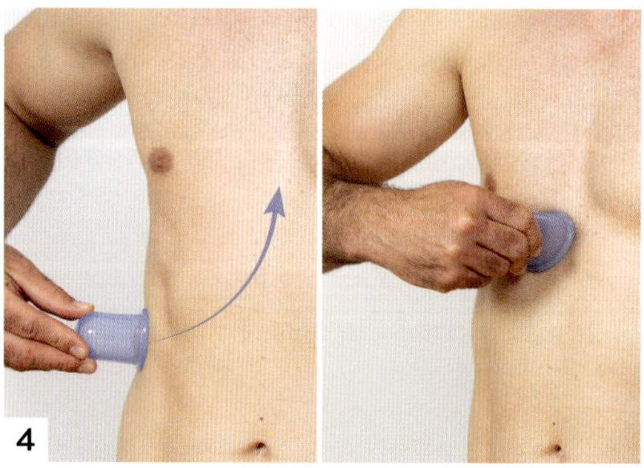

4

4. Sliden Sie bei ausstrahlenden Schmerzen bis zum Brustbein weiter: Über die Seite nach vorne immer am Rippenbogen entlang bis zum Brustbein nach oben. Wiederholen Sie das bis zu 5-mal, danach wechseln Sie die Seite.

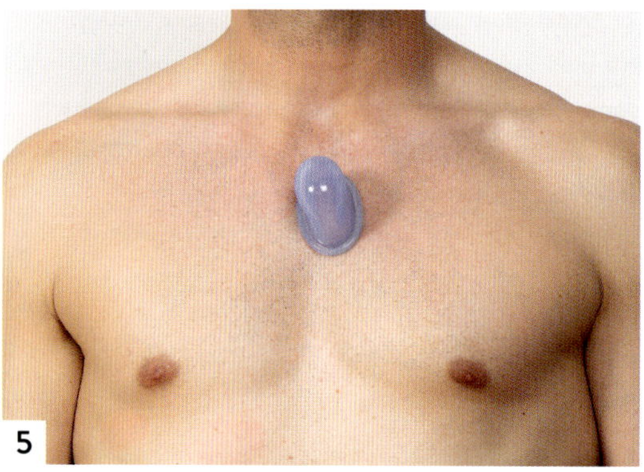

5

5. Zum Schluss setzen Sie den Cup auf das Brustbein auf **(Placing)** und belassen ihn dort für 30 Sekunden.

4.15 Verspannungen Schultergürtel

Verspannte Schultern, ein steifer Nacken und eingeschränkte Beweglichkeit im Schultergelenk kennt fast jeder. Hier sind die Ursachen vielfältig: bewegungsarme Umwelt, schwache Muskulatur, einseitige Tätigkeit am Computer, Entzündungen. Die Muskulatur verspannt, es kommt zu Verhärtungen. Hier können Sie sich mit den Cups schnell helfen und diese Verspannungen lösen.

Ausgangsstellung:
Sitzend oder stehend

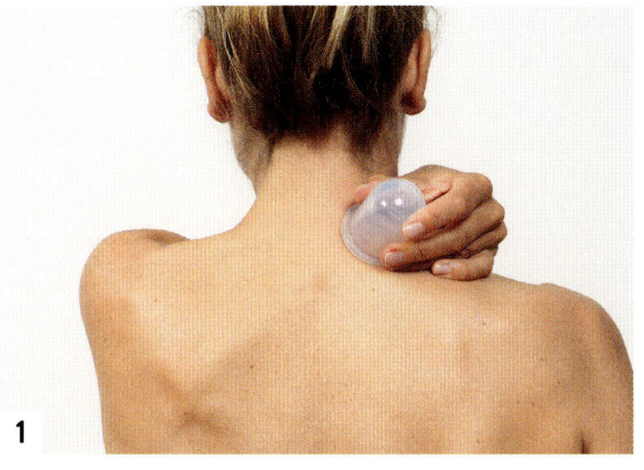

1

1. Placing: Setzen Sie den mittleren Cup auf die verspannte Schultermuskulatur direkt neben der Wirbelsäule auf, belassen Sie ihn dort für 30 Sekunden.

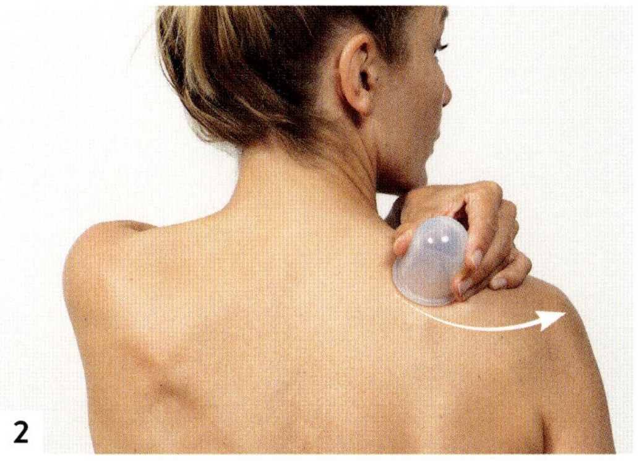

2

2. Sliding: Gleiten Sie mit dem Cup von der Wirbelsäule bis zur Schulter ...

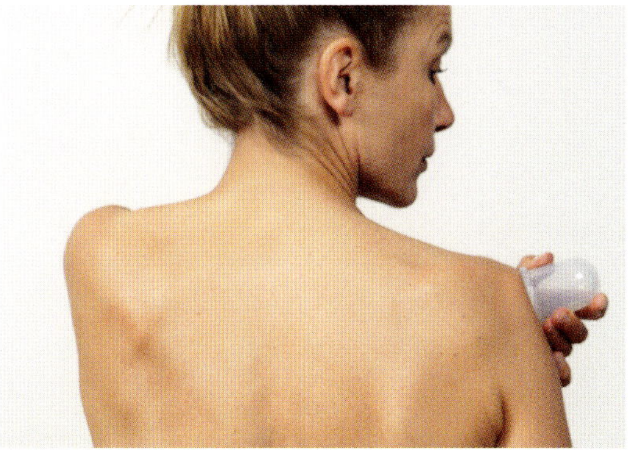

... und ziehen ihn dort wieder ab. Setzen Sie den Cup erneut neben der Wirbelsäule an und wiederholen das **Sliding** ca. 5-mal.

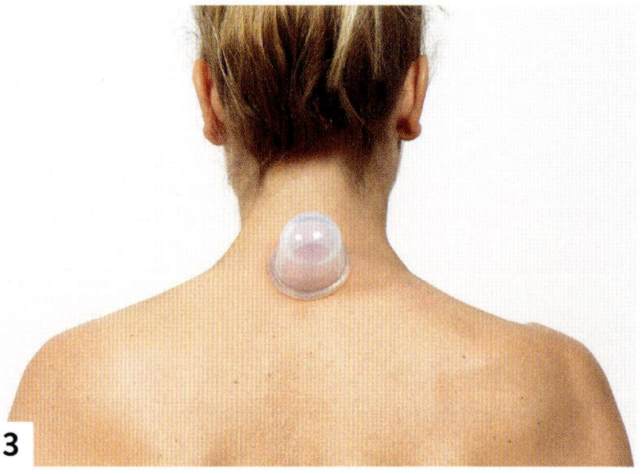

3

3. Zum Abschluss setzen Sie den Cup direkt auf die Wirbelsäule in Höhe des letzten Halswirbelkörpers (dieser steht deutlich hervor); **Placing** für ca. 30 Sekunden.

4.16 Nackenschmerzen

Auch Nackenschmerzen oder Verspannungen entstehen ähnlich wie Schmerzen im Schultergürtel durch Bewegungsarmut. Einseitige Haltung am Bildschirm verstärkt das Ganze noch. Neben ausreichend Bewegungspausen und Haltungsübungen können Sie mit Cupping die Muskeln lockern und für eine verbesserte Durchblutung sorgen.

Ausgangsstellung:
Sitzend auf einem Hocker

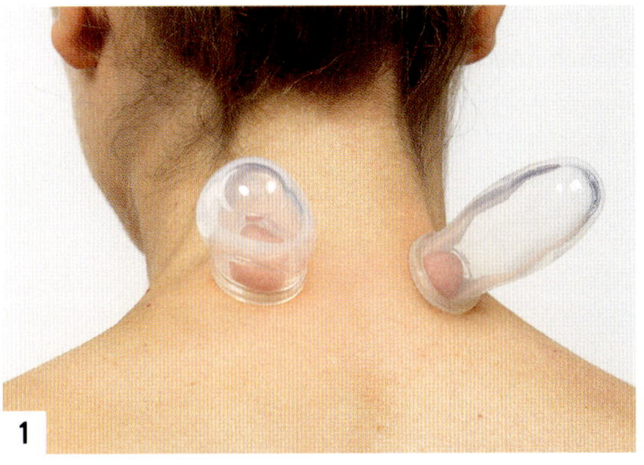

1

1. Placing: Mit zwei kleinen Cups links und rechts neben der Halswirbelsäule, Start ist am untersten Halswirbelkörper (dieser steht deutlich hervor) für ca. 30–60 Sekunden.

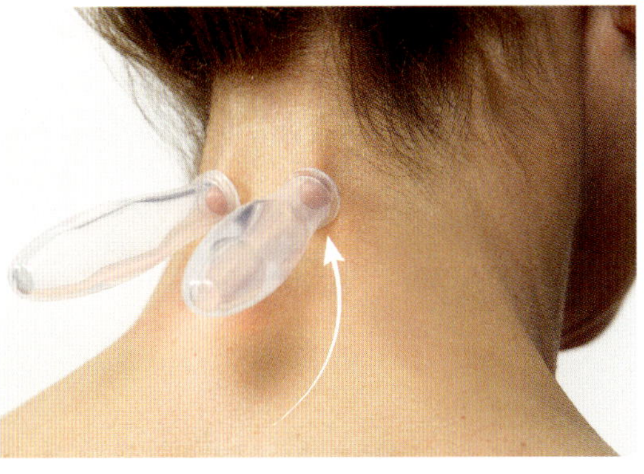

Wandern Sie dann zentimeterweise nach oben bis zum Haaransatz, nehmen Sie die Cups sanft ab und setzen sie erneut mit Unterdruck auf; **Placing** für 30–60 Sekunden.

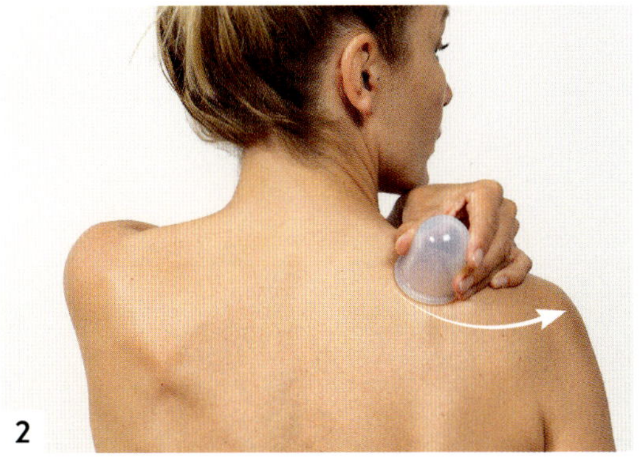

2

2. Sliding: Gleiten Sie mit dem Cup von der Wirbelsäule bis zur Schulter ...

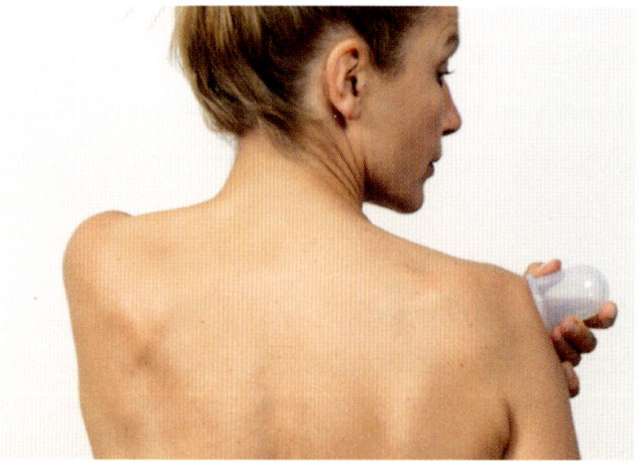

Fortsetzung:

… und ziehen ihn dort wieder ab. Setzen Sie den Cup erneut neben der Wirbelsäule an und wiederholen das **Sliding** ca. 5-mal.

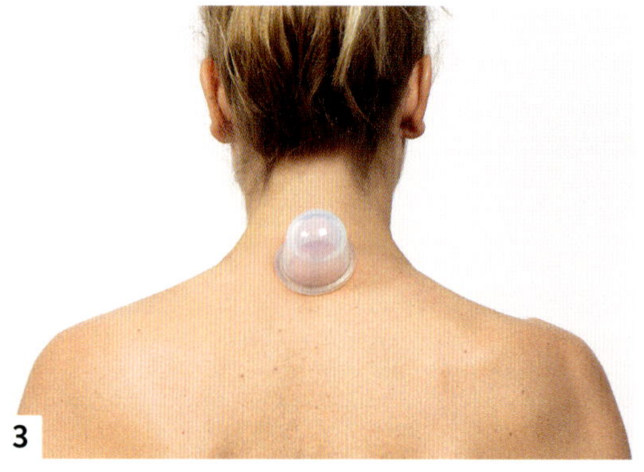

3

3. Zum Abschluss setzen Sie den Cup direkt auf die Wirbelsäule in Höhe des letzten Halswirbelkörpers (dieser steht deutlich hervor); **Placing** für ca. 30 Sekunden.

4.17 Kopfschmerzen

Kopfschmerzen gibt es in den unterschiedlichsten Formen. Experten unterscheiden bis zu 200 verschiedene Arten: anfallsartig, hämmernd, ziehend, dauerhaft. Sie können, wie zum Beispiel Migräne, auch Sehstörungen oder Übelkeit auslösen. Kopfschmerzen gehören zu den weltweit verbreitetsten Gesundheitsproblemen.

Mit Cupping können Sie insbesondere auf muskulär bedingten Spannungskopfschmerz positiv einwirken.

Ausgangsstellung:
Sitzend auf einem Hocker

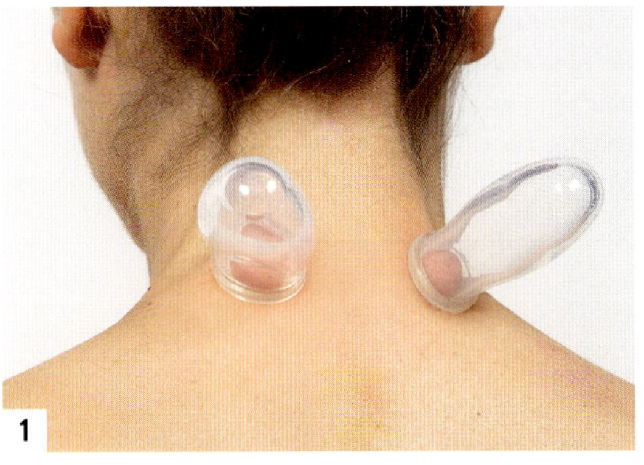

1

1. Placing: Mit zwei kleinen Cups links und rechts neben der Halswirbelsäule, Start ist am untersten Halswirbelkörper (dieser steht deutlich hervor) für ca. 30–60 Sekunden.

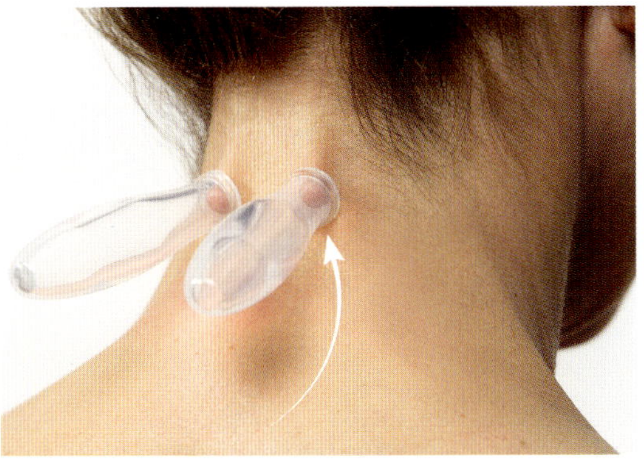

Wandern Sie dann zentimeterweise nach oben bis zum Haaransatz, nehmen Sie die Cups sanft ab und setzen sie erneut mit Unterdruck auf; **Placing** für 30–60 Sekunden.

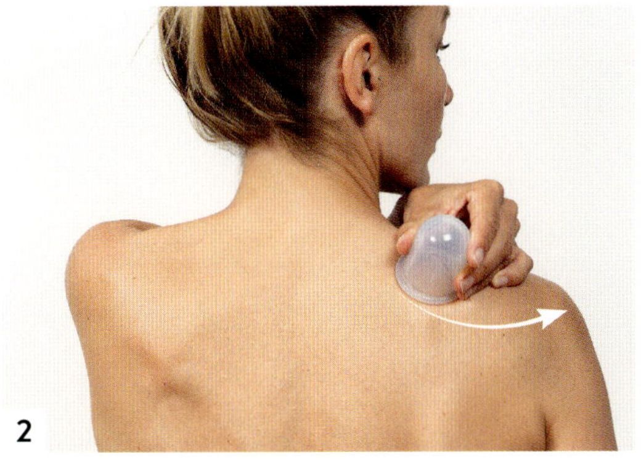

2

2. Sliding: Gleiten Sie mit dem Cup von der Wirbelsäule bis zur Schulter …

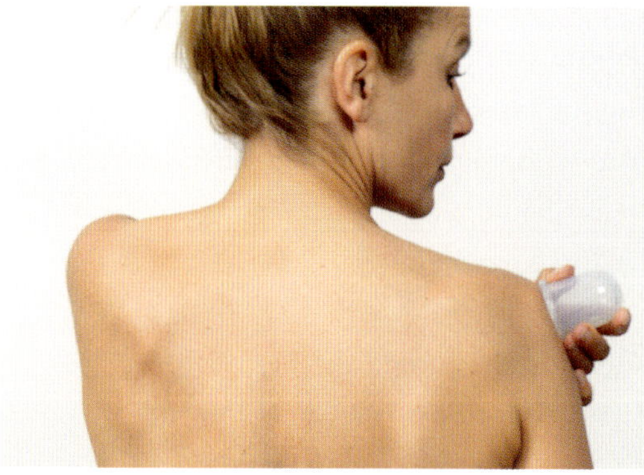

Fortsetzung:

... und ziehen ihn dort wieder ab. Setzen Sie den Cup erneut neben der Wirbelsäule an und wiederholen das **Sliding** ca. 5-mal.

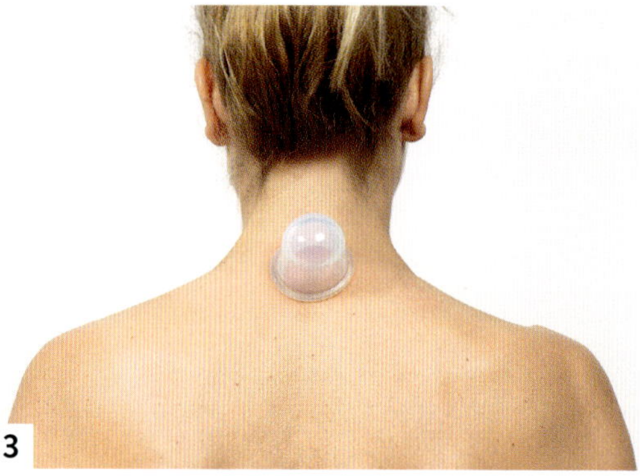

3

3. Setzen Sie den Cup direkt auf die Wirbelsäule in Höhe des letzten Halswirbelkörpers (dieser steht deutlich hervor); **Placing** für ca. 30 Sekunden.

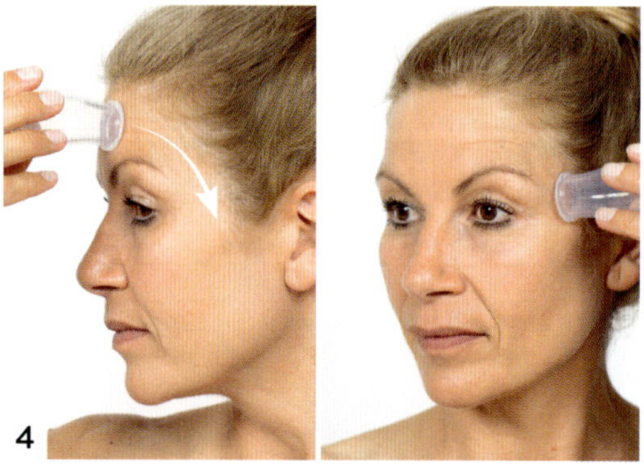

4

4. Bei Schmerzen im Stirnbereich: Setzen Sie einen kleinen Cup mittig auf die Stirn, **Placing** für 30 Sekunden. Wenn die Schmerzen nicht zu stark sind, sliden Sie bis zur Schläfe.

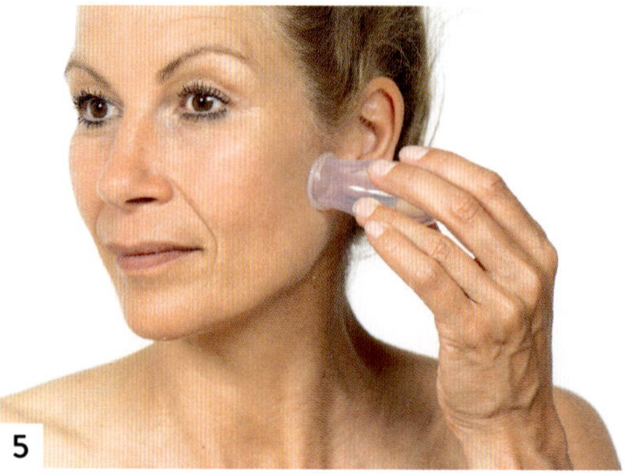

5

5. **Placing** auf dem Kiefergelenk: Setzen Sie den Cup mit Unterdruck auf das Kiefergelenk auf für ca. 30 Sekunden (vor dem Ohr).

4.18 Schulterbeschwerden

Das Schultergelenk ist das beweglichste Gelenk in unserem Körper mit einer sehr komplexen Konstruktion aus Muskulatur, Bändern, Gelenkkapsel und Schleimbeuteln. Durch unsere bewegungsarme Umwelt und Stress sind diese Strukturen verkürzt, zu schwach und meist stark verspannt. Mit Cupping können Sie die Strukturen lösen und wieder zu einer verbesserten Beweglichkeit im Schultergelenk beitragen.

Ausgangsstellung:
Sitzend oder stehend

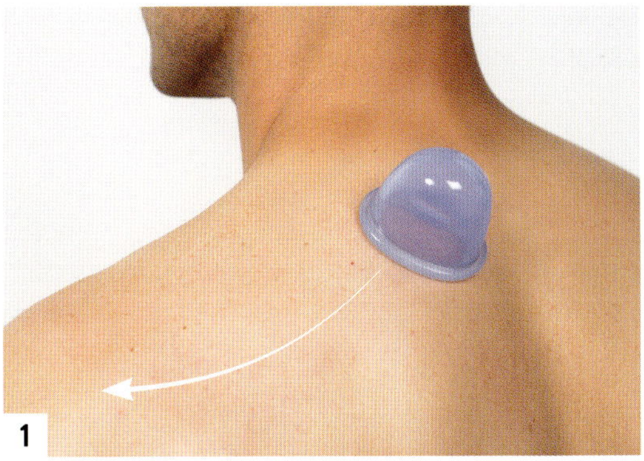

1

1. Sliding: Gleiten Sie mit dem Cup von der Wirbelsäule bis zur Schulter und ziehen ihn dort ab.

Setzen Sie den Cup erneut neben der Wirbelsäule an und wiederholen das **Sliding** ca. 5-mal.

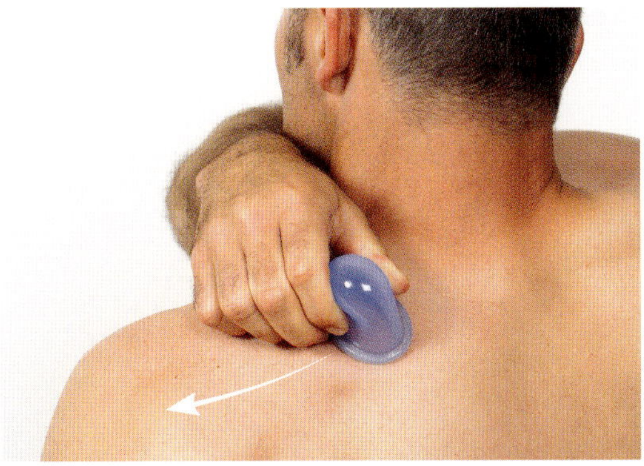

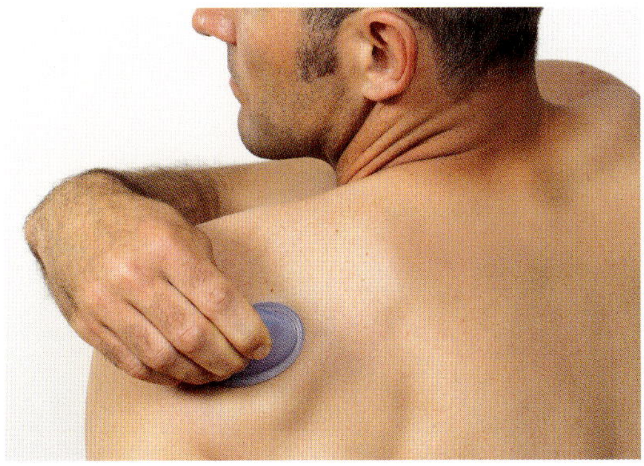

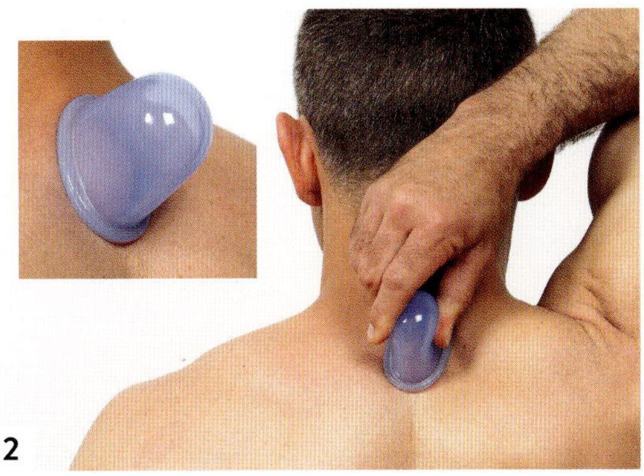

2

2. Setzen Sie den Cup direkt auf die Wirbelsäule in Höhe des letzten Halswirbels und belassen ihn im **Placing** für ca. 30 Sekunden.

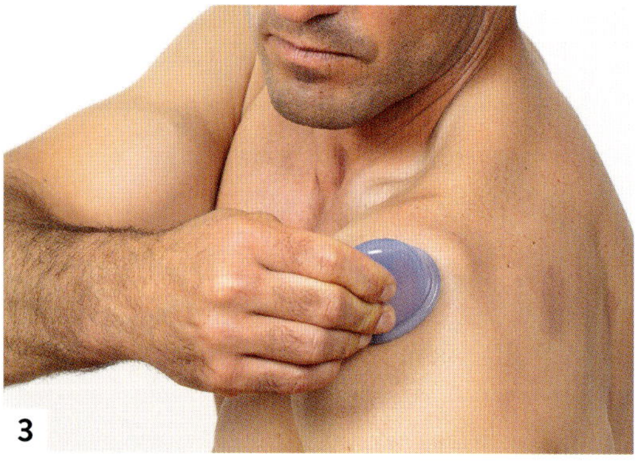

3. **Sliding**: Setzen Sie den Cup auf den Schulterkappenmuskel (M. deltoideus).

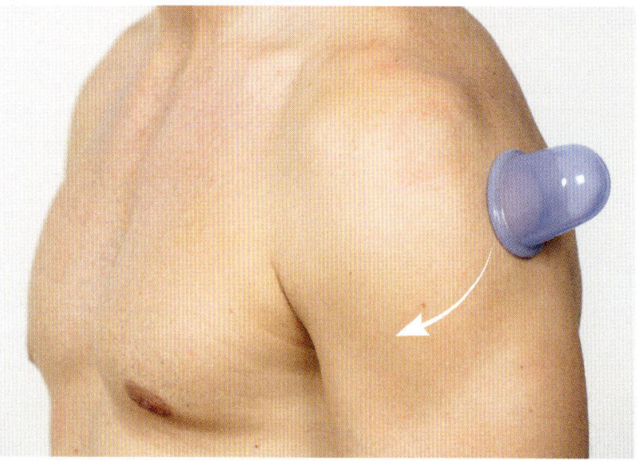

Bewegen Sie den Cup nach hinten im Halbkreis zurück bis Mitte Oberarm, …

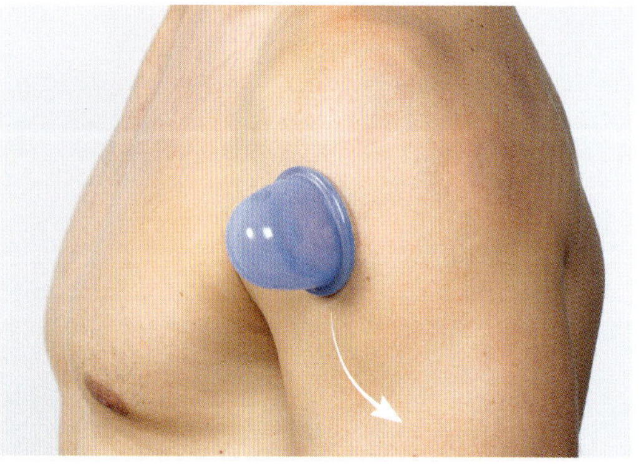

… von dort im Halbkreis nach vorne und dann wieder zurück zum Ausgangspunkt. Ca. 5–6-mal, wechseln Sie ruhig einmal die Richtung.

4.19 „Frozen Shoulder“

Bei der „Frozen Shoulder“ bestehen chronische, entzündliche Veränderungen in der Schultergelenkskapsel. Meist geht die „Frozen Shoulder“ mit Schmerzen und Bewegungseinschränkungen einher. Die umgebende Muskulatur verspannt sich, durch die Bewegungseinschränkungen entstehen Verkürzungen. Mit Cupping können Sie die Verspannungen lösen und die Durchblutung fördern. Dadurch kann das Schultergelenk wieder deutlich besser bewegt werden.

Ausgangsstellung:
Sitzend auf einem Hocker

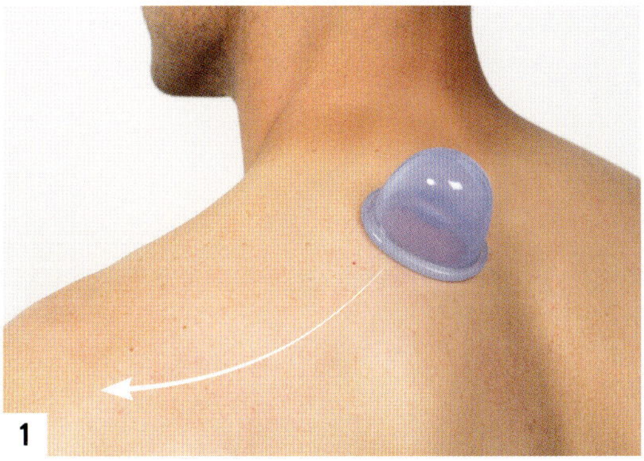

1

1. Sliding: Gleiten Sie mit dem Cup von der Wirbelsäule bis zur Schulter und ziehen Sie ihn dort ab.

Setzen Sie den Cup erneut neben der Wirbelsäule an und wiederholen das **Sliding** ca. 5-mal.

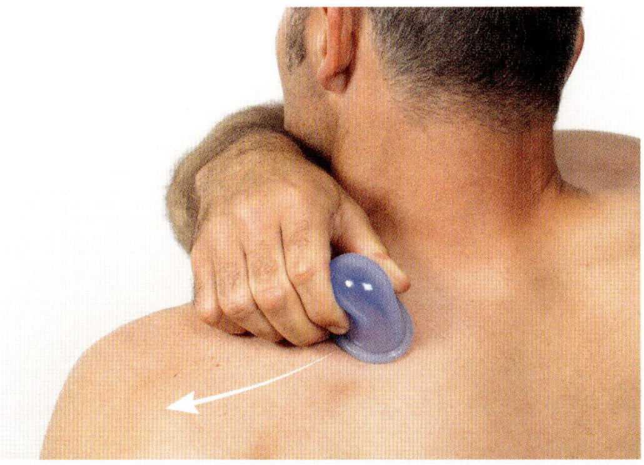

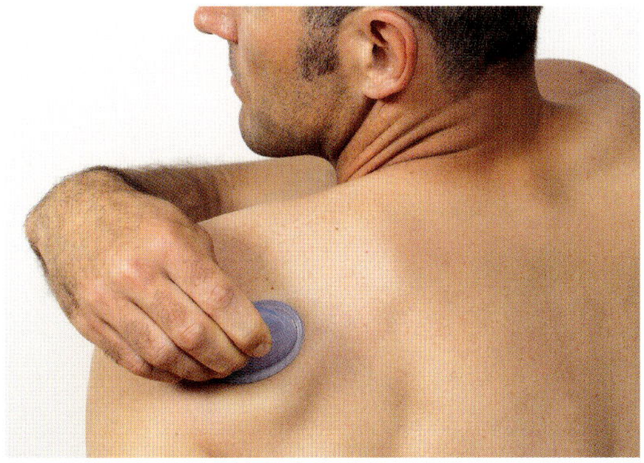

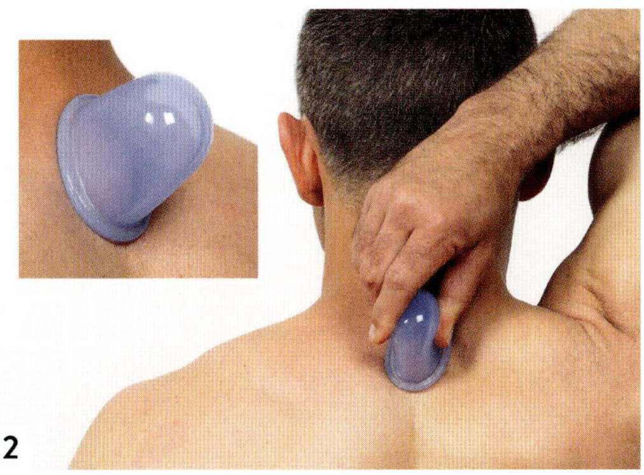

2

2. Setzen Sie den Cup direkt auf die Wirbelsäule in Höhe des letzten Halswirbels und belassen ihn im **Placing** für ca. 30 Sekunden.

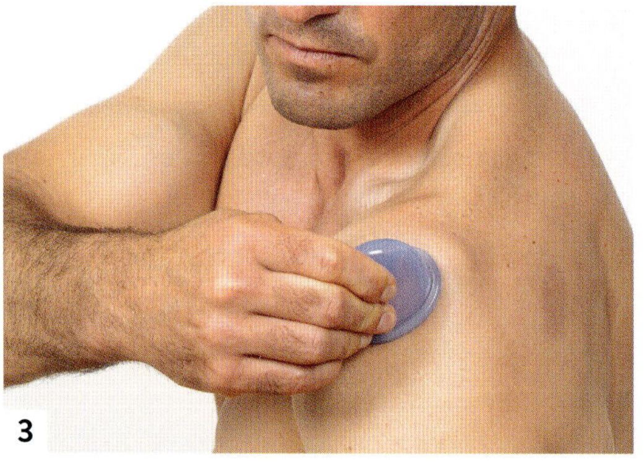

3

3. Sliding: Setzen Sie den Cup auf den Schulterkappenmuskel (M. deltoideus).

Bewegen Sie den Cup nach hinten im Halbkreis zurück bis Mitte Oberarm, von dort im Halbkreis nach vorne und dann wieder zurück zum Ausgangspunkt. Ca. 5–6-mal, wechseln Sie auch ruhig einmal die Richtung.

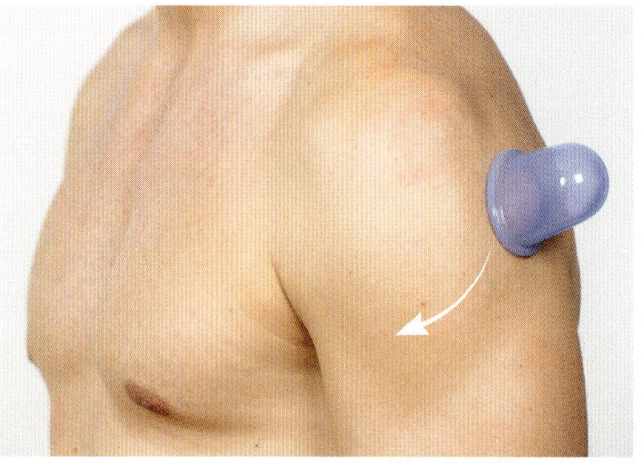

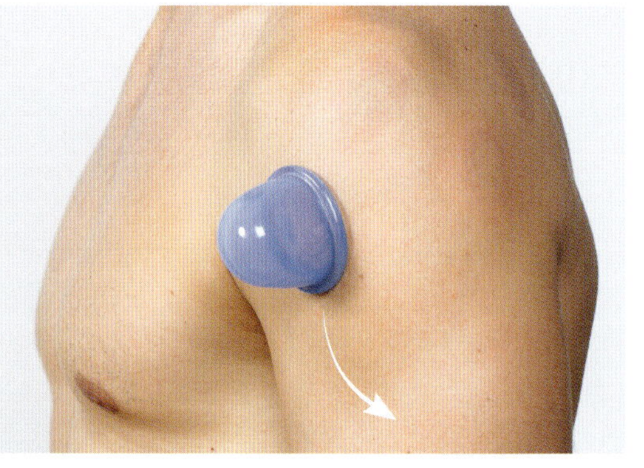

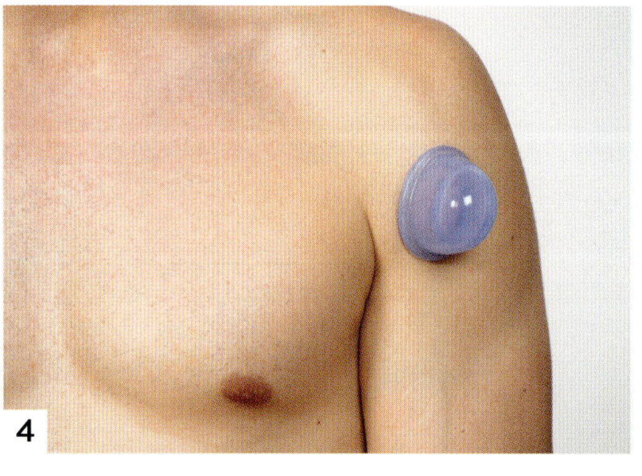

4

4. Placing: Setzen Sie den Cup auf die Bizepssehne, für ca. 30 Sekunden.

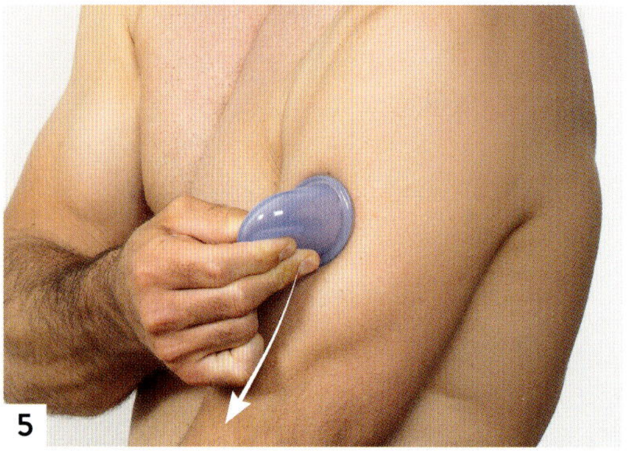

5

5. Sliding: Bewegen Sie den Cup dann in Richtung Ellenbogenbeuge und wieder zurück, ca. 5–6-mal. Wenn das Gewebe zu stark verspannt ist, nur von oben nach unten sliden.

4.20 Tennisellenbogen

Die Epicondylitis lateralis humeri (oder auch radialis), wie sie korrekt heißt, entsteht meist durch eine Überlastung, wodurch sich die Muskel- und Sehnenansätze an der Außenseite des Unterarms schmerzhaft verändern. Sie entsteht meist nicht durch Tennisspielen, sondern durch eine Überlastung der Unterarmmuskeln, z. B. bei der Gartenarbeit oder am PC. Hierbei verkleben die faszialen und muskulären Strukturen, die Sie mit Cupping schnell und einfach lösen können.

Ausgangsstellung:
Sitzend, der Arm liegt auf einem Tisch

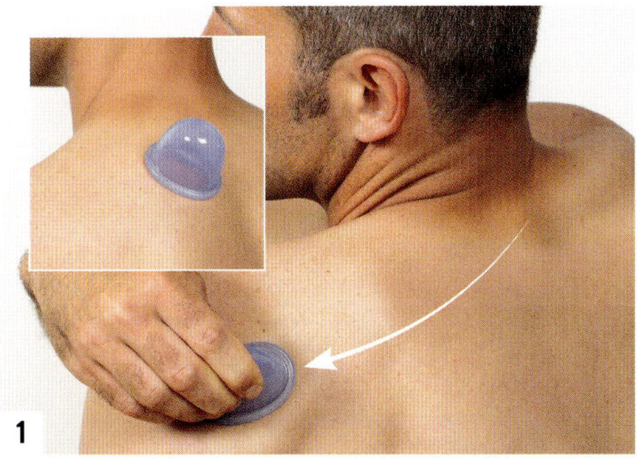
1

1. Sliding: Gleiten Sie mit dem Cup von der Wirbelsäule bis zur Schulter und ziehen Sie ihn dort ab. Setzen Sie den Cup erneut neben der Wirbelsäule an und wiederholen das **Sliding** ca. 5-mal.

Setzen Sie den Cup direkt auf die Wirbelsäule in Höhe des letzten Halswirbels und belassen ihn im **Placing** für ca. 30 Sekunden.

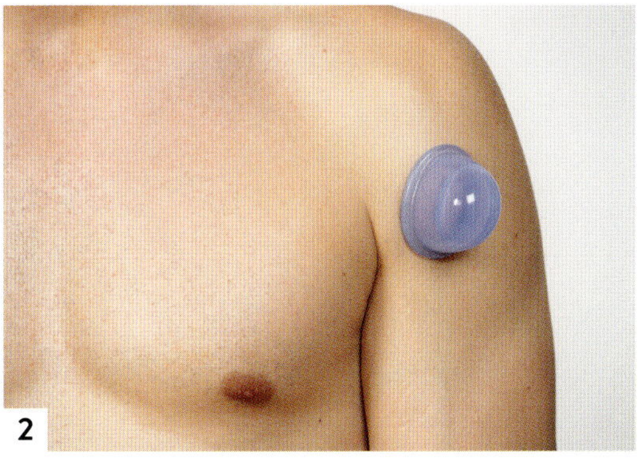
2

2. Placing: Setzen Sie den Cup auf die Bizepssehne, für ca. 30 Sekunden.

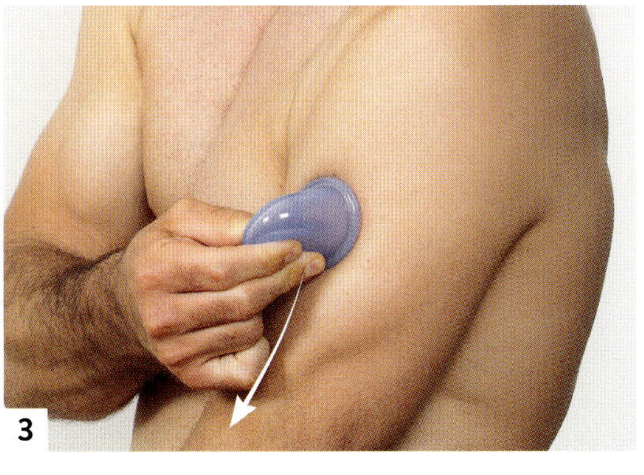
3

3. Sliding: Bewegen Sie den Cup dann in Richtung Ellenbogenbeuge und wieder zurück, ca. 5–6-mal. Wenn das Gewebe zu stark verspannt ist, nur von oben nach unten sliden.

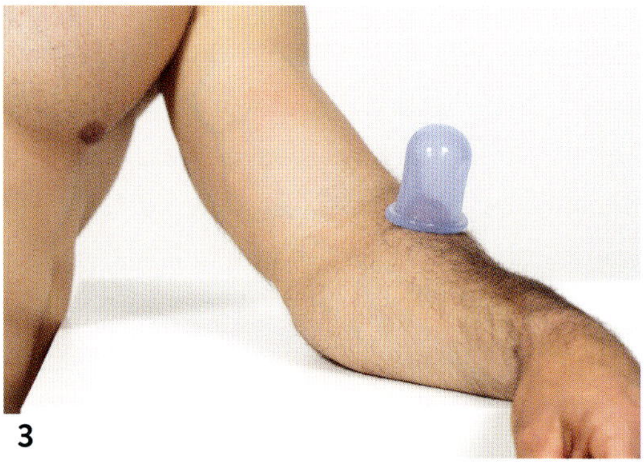

3

3. Sliding: Setzen Sie den Cup nun auf die Muskulatur der Außenseite des Unterarms, ...

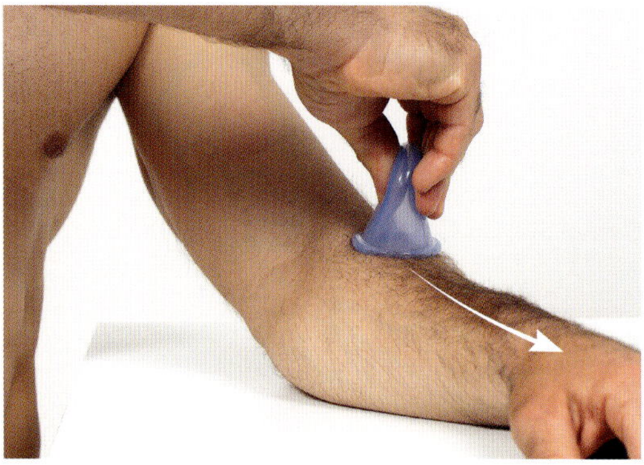

... dann sliden Sie bis zum Handgelenk und zurück, ca. 5–10-mal.

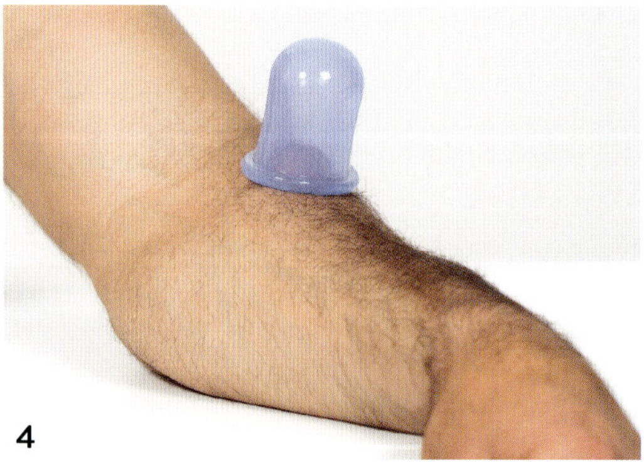

4

4. Placing: Zum Abschluss setzen Sie den Cup auf die schmerzhafte Stelle am Unterarm für ca. 60 Sekunden.

4.21 Golferellenbogen

Der Golferellenbogen ist das Pendant zum Tennisellenbogen. Korrekt bezeichnet als Epicondylitis medialis humeri (oder ulnaris). Auch hier sind die Ansätze von Sehnen- und Muskelansätzen überlastet. Beim Golferellenbogen jedoch auf der Innenseite des Unterarmes am Ellenbogen. Auch hier können Sie die Verklebungen und Verspannungen der faszialen und muskulären Strukturen mit den Cups schnell und einfach lösen.

Ausgangsstellung:
Sitzend, später den Arm auf einen Tisch auflegen, auf eine gerade Haltung achten.

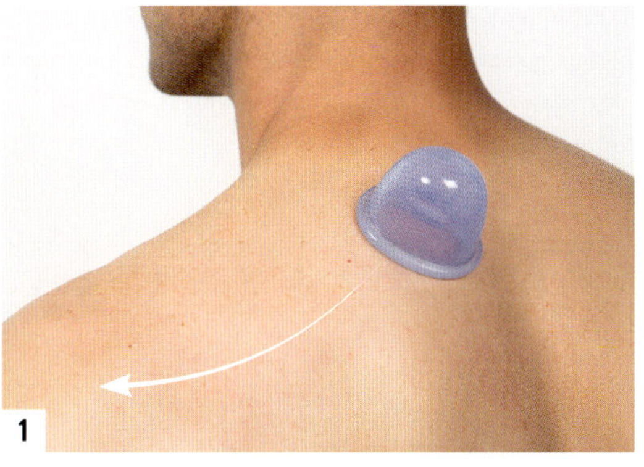

1

1. Sliding: Gleiten Sie mit dem Cup von der Wirbelsäule bis zur Schulter und ziehen Sie ihn dort ab.

Setzen Sie den Cup erneut neben der Wirbelsäule an und wiederholen das **Sliding** ca. 5-mal.

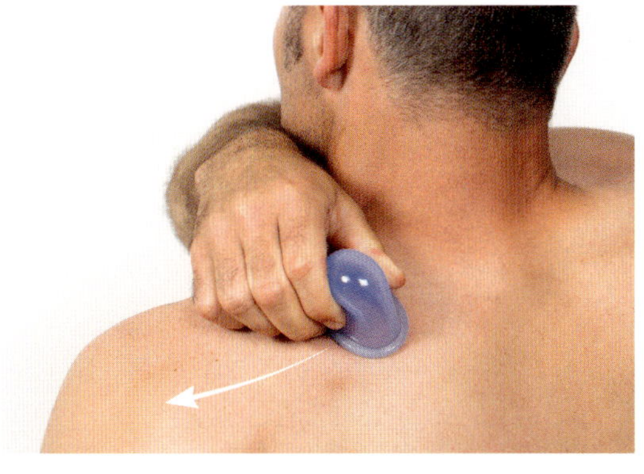

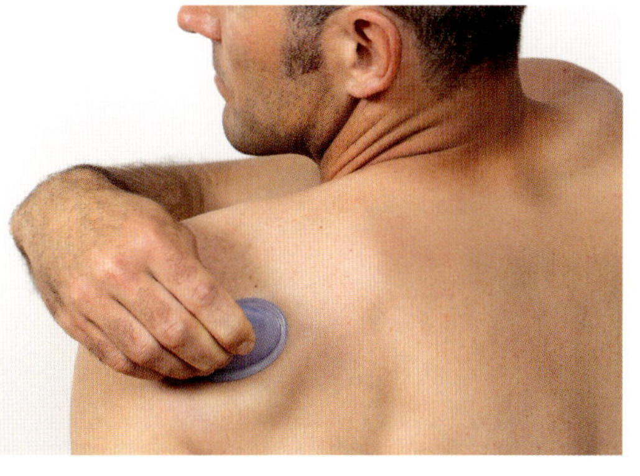

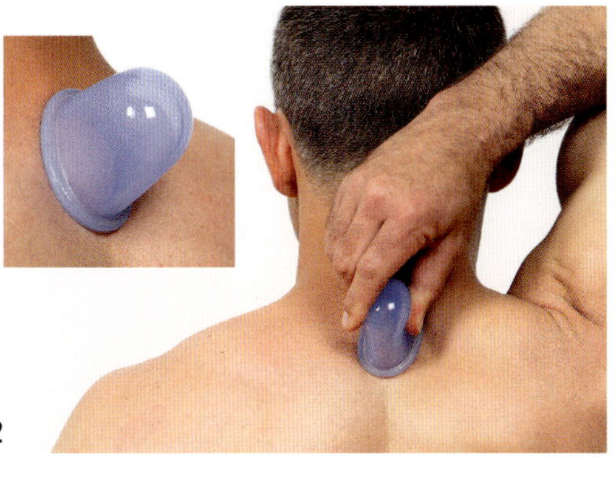

2

2. Setzen Sie den Cup direkt auf die Wirbelsäule in Höhe des letzten Halswirbels und belassen ihn im **Placing** für ca. 30 Sekunden.

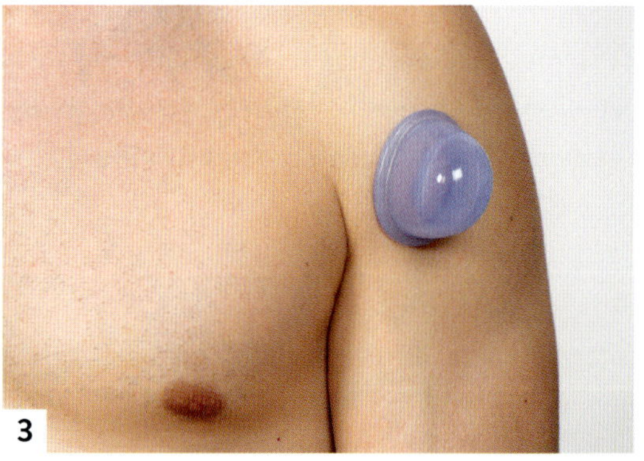
3

3. Placing: Setzen Sie den Cup auf die Bizepssehne für ca. 30 Sekunden.

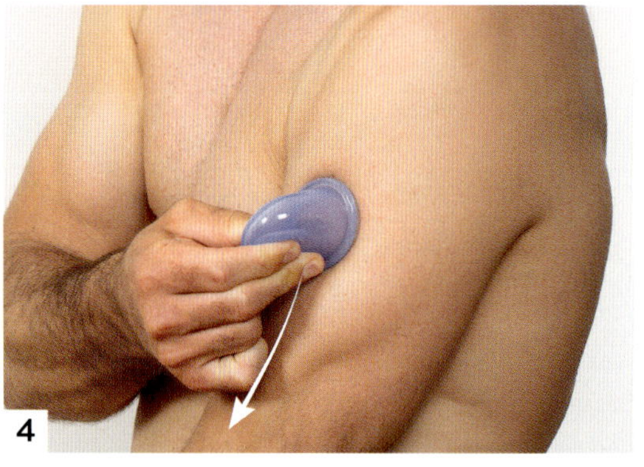
4

4. Sliding: Bewegen Sie dann den Cup in Richtung Ellenbogenbeuge und zurück, ca. 5–6-mal. Wenn das Gewebe zu stark verspannt ist, nur von oben nach unten sliden.

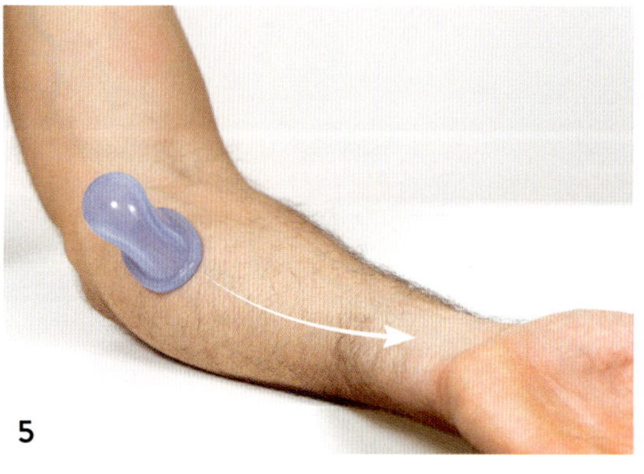
5

5. Setzen Sie dann den Cup auf die Innenseite des Unterarmes …

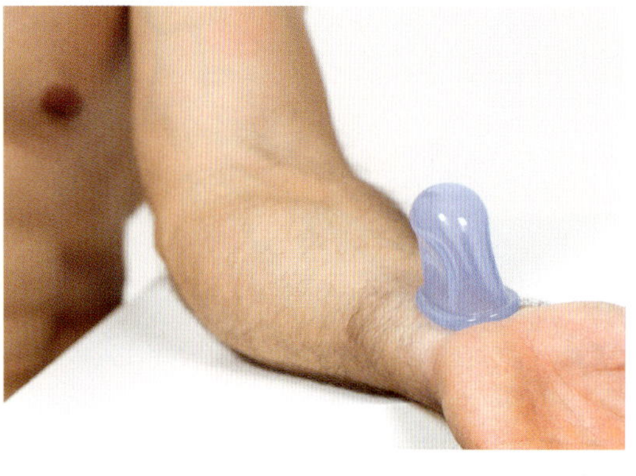

… und sliden in mehreren Bahnen Richtung Handgelenk, 5–10-mal.

4.22 Sehnenscheidenentzündung (Unterarm u. Hand)

Wenn man die Hand durch einseitige Tätigkeiten, Fehlhaltung oder Sport übermäßig belastet, können sich die Sehnenscheiden entzünden. Das ist häufig sehr schmerzhaft und führt zu Bewegungseinschränkungen, das fasziale Gewebe verklebt. Hier helfen zum einen Dehn- und Bewegungsübungen, zum anderen können Sie mit Cupping die Muskeln und Faszien entspannen und die Durchblutung fördern. Das Sehnengleitgewebe kann danach wieder reibungslos gleiten.

Ausgangsstellung:
Am besten setzen Sie sich bequem an einen Tisch und legen Ihren Unterarm auf, die Innenseite liegt oben. Die Hand sollte überhängen.

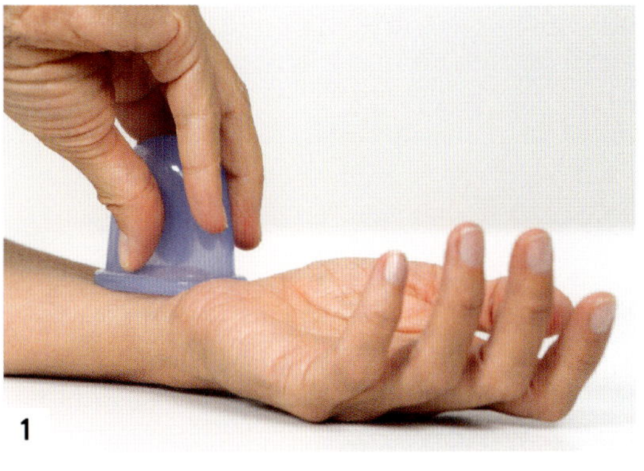

1

1. **Placing:** Platzieren Sie den Cup direkt über der Innenseite des Handgelenks, ca. 20 Sekunden.

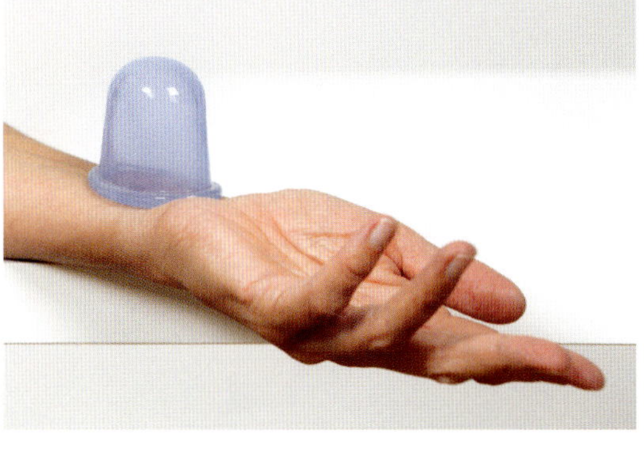

Achtung: Auf der Innenseite des Handgelenks verlaufen Arterien. Halten Sie sich hier deshalb an die Zeitvorgabe!

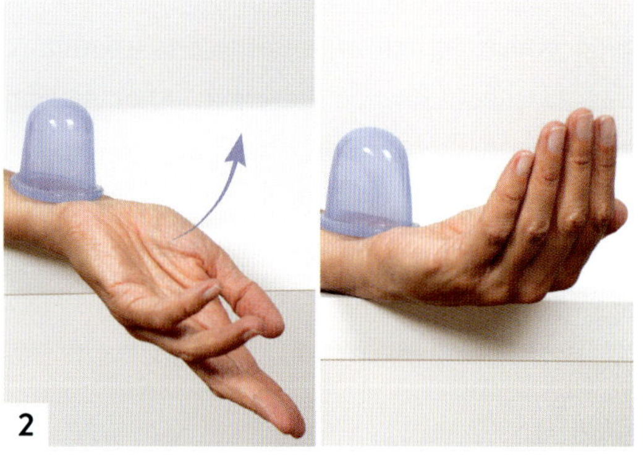

2

2. Mobilizing: Im Anschluss bewegen Sie die Hand auf und ab, der Unterarm bleibt dabei entspannt liegen. Führen Sie diese Bewegung ca. 10-mal aus.

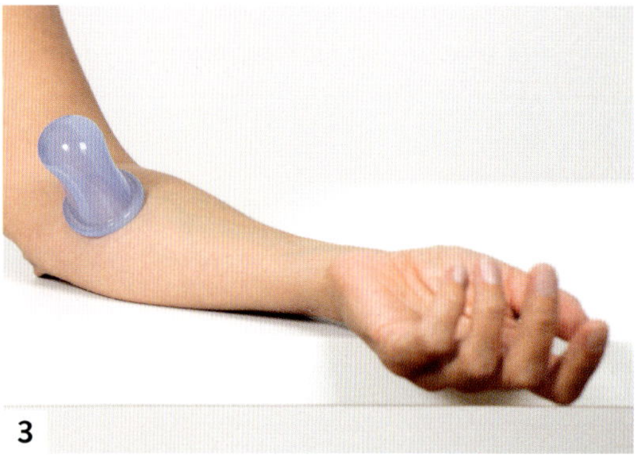

3

3. Danach platzieren Sie den Cup ca. 5–10 cm höher, für ca. 30 Sekunden. Wiederholen Sie diesen Vorgang dann weitere 5–10 cm höher.

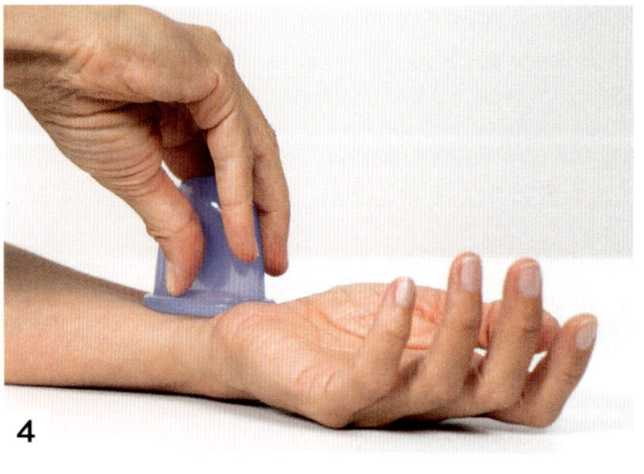

4

4. Sliding: Bewegen Sie den Cup vom Handgelenk ausgehend Richtung Ellenbeuge und zurück. Wiederholen Sie das **Sliding** 5–10-mal auf der Innenseite des Unterarms, jeweils außen und innen.

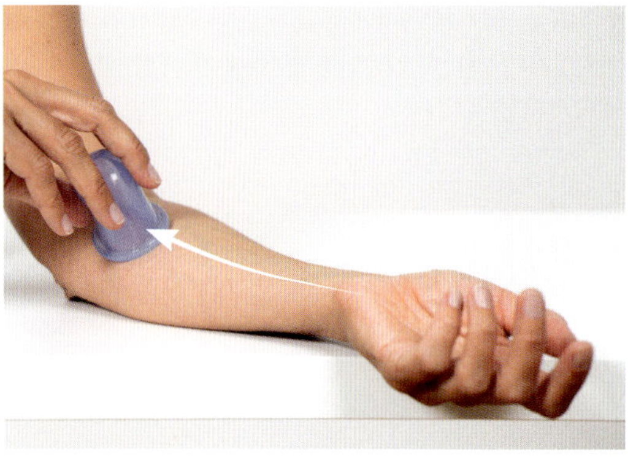

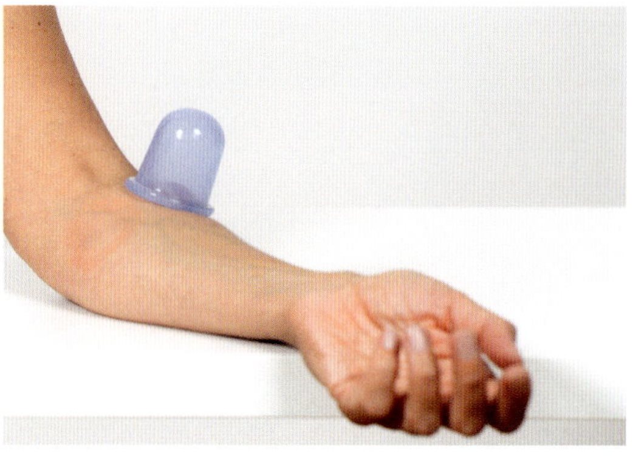

4.23 Maushand

Das Beschwerdebild Maushand ist mit dem Tennisarm und mit der Sehnenscheidenentzündung verwandt und wird durch die ständige Arbeit mit der Maus am PC hervorgerufen: der Arm liegt fast bewegungslos mit der „Maushand“ auf der Computermaus. Die Faszien, Muskeln und Sehnen mit ihren Sehnenscheiden verkleben durch mangelnde Bewegung und ständig gleichbleibende Position. Mit Cupping können Sie das Gewebe lösen und damit Verspannungen und Schmerzen entgegenwirken. Sie wird ähnlich wie der Tennisellenbogen und die Sehnenscheidenentzündung behandelt.

Ausgangsstellung:
Sitzen Sie bequem am Tisch oder Schreibtisch, der Unterarm liegt auf und die Hand hängt über der Tischkante.

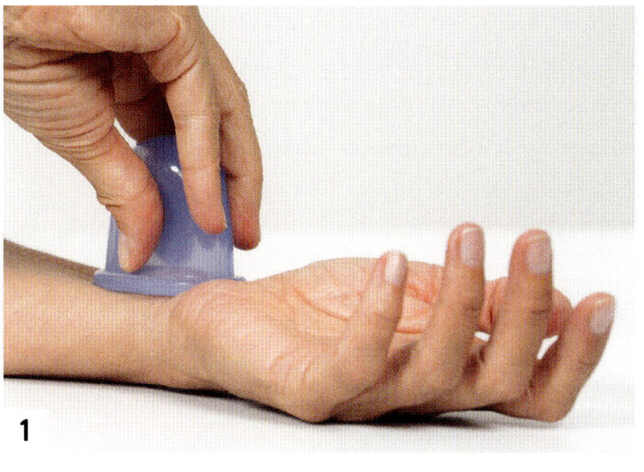

1

1. Placing: Platzieren Sie den Cup direkt über der Innenseite des Handgelenks für ca. 20 Sekunden.

Achtung: Auf der Innenseite des Handgelenks verlaufen Arterien. Halten Sie sich hier deshalb an die Zeitvorgabe!

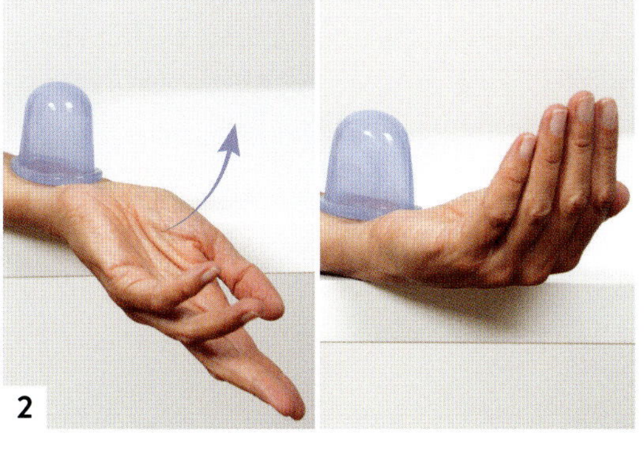

2

2. Mobilizing: Im Anschluss bewegen Sie die Hand auf und ab, der Unterarm bleibt dabei entspannt liegen. Führen Sie diese Bewegung ca. 10-mal aus.

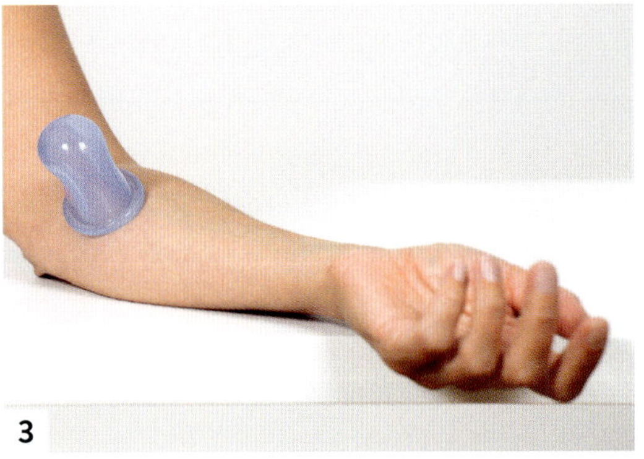
3

3. Danach platzieren Sie den Cup ca. 5–10 cm höher, für ca. 30 Sekunden. Wiederholen Sie den Vorgang dann weitere 5–10 cm höher.

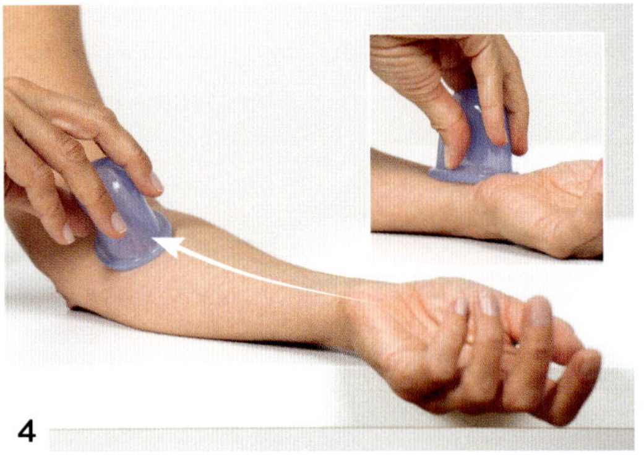
4

4. Sliding: Bewegen Sie den Cup vom Handgelenk ausgehend Richtung Ellenbeuge und zurück. Wiederholen Sie das **Sliding** 5–10-mal auf der Innenseite des Unterarms, jeweils außen und innen.

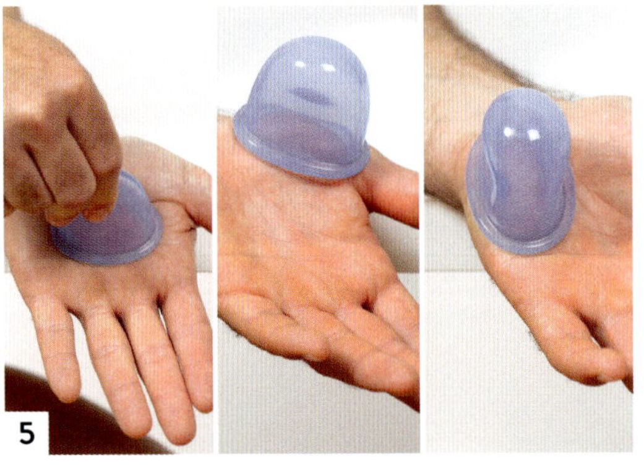
5

5. Placing: Platzieren Sie den Cup nun auf der Innenseite der Hand für ca. 30 Sekunden. Danach setzen Sie ihn mit Unterdruck auf den Daumenballen, wieder für 30 Sekunden. Anschließend den Cup auf den Ballen der Kleinfingerseite setzen, erneut für 30 Sekunden.

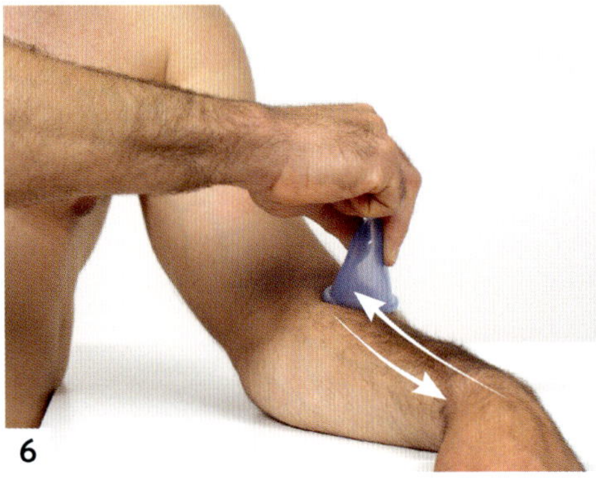
6

6. Zum Abschluss können Sie mit **Sliding** die Unterarmaußenseite bearbeiten: Setzen Sie den Cup oberhalb des Handgelenks auf und bewegen den Cup in mehreren Linien bis zum Ellenbogen.

4.24 Karpaltunnelsyndrom

Das Karpaltunnelsyndrom ist eine Enge im Karpaltunnel auf der Innenseite des Handgelenkes. Dort verläuft der Nervus medianus. Er versorgt die Finger und ist wichtig für die Greiffunktion der Hand. Bei erhöhtem Druck auf diesen Nerv kommt es zu verminderter Sauerstoffzufuhr, zu Taubheits- und Kribbelgefühlen in den Fingern, bis hin zu einem Kraftverlust.

Mit Cupping können Sie das Gewebe rund um den Karpaltunnel entspannen und somit wieder für eine bessere Durchblutung im Nerv sorgen. Wenn Sie genügend Zeit haben, können Sie zusätzlich die verspannten Schultergürtelmuskeln mit Cupping lösen.

Ausgangsstellung:
Sitzen Sie bequem am Tisch oder Schreibtisch, der Unterarm liegt auf und die Hand hängt über der Tischkante.

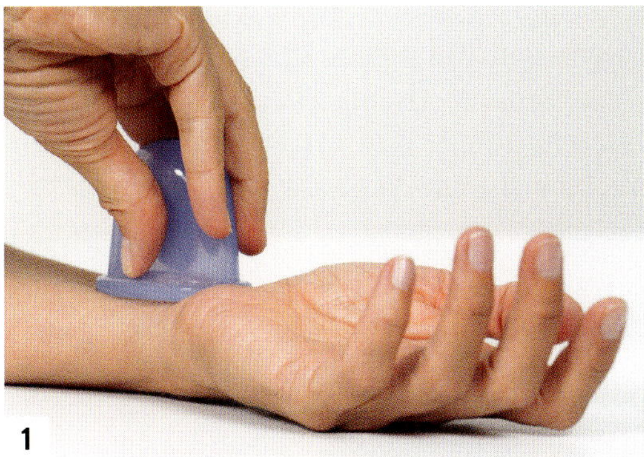

1

1. Placing: Platzieren Sie den Cup direkt über der Innenseite des Handgelenks, ca. 20 Sekunden.

Achtung: Auf der Innenseite des Handgelenks verlaufen Arterien. Halten Sie sich hier deshalb an die Zeitvorgabe!

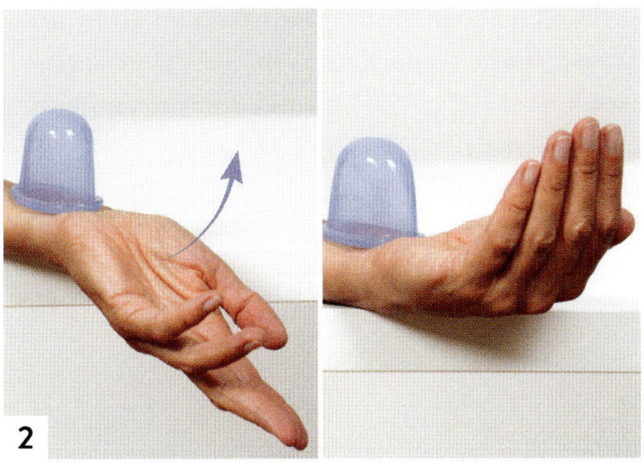

2

2. Mobilizing: Im Anschluss bewegen Sie die Hand auf und ab, der Unterarm bleibt dabei entspannt liegen. Führen Sie diese Bewegung ca. 10-mal aus.

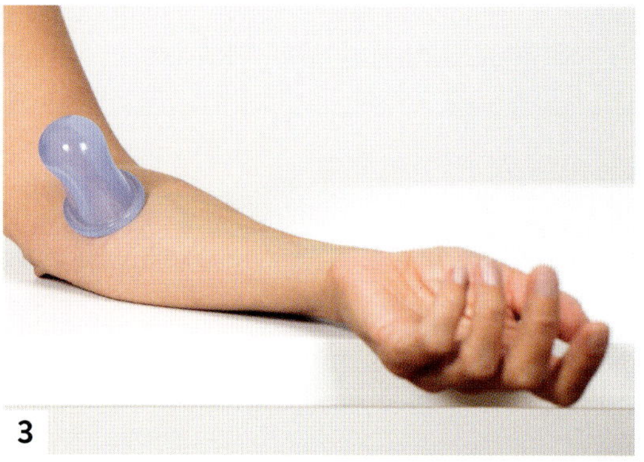

3

3. Danach platzieren Sie den Cup ca. 5–10 cm höher, für ca. 30 Sekunden. Wiederholen Sie den Vorgang dann weitere 5–10 cm höher.

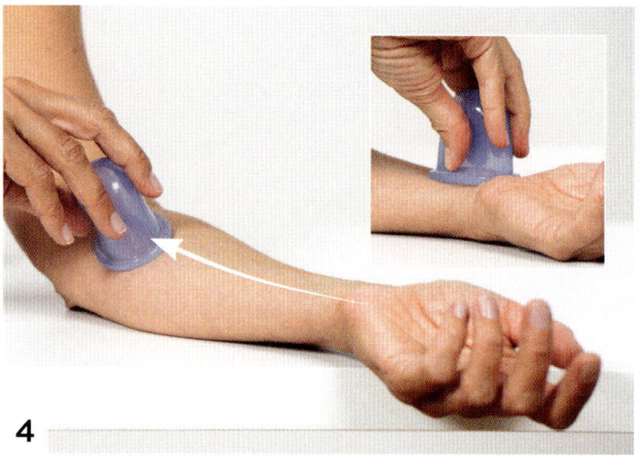

4

4. Sliding: Bewegen Sie den Cup vom Handgelenk ausgehend Richtung Ellenbeuge und zurück. Wiederholen Sie das **Sliding** 5–10-mal auf der Innenseite des Unterarms, jeweils außen und innen.

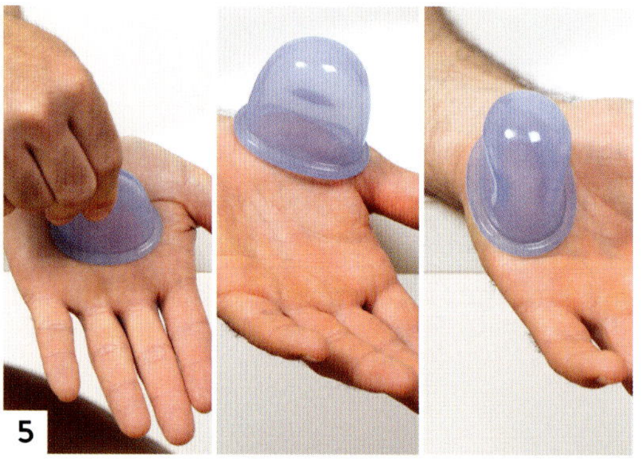

5

5. Placing: Platzieren Sie den Cup nun auf der Innenseite der Hand für ca. 30 Sekunden. Danach setzen Sie ihn mit Unterdruck auf den Daumenballen, wieder für 30 Sekunden. Anschließend den Cup auf den Ballen der Kleinfingerseite setzen, erneut für 30 Sekunden.

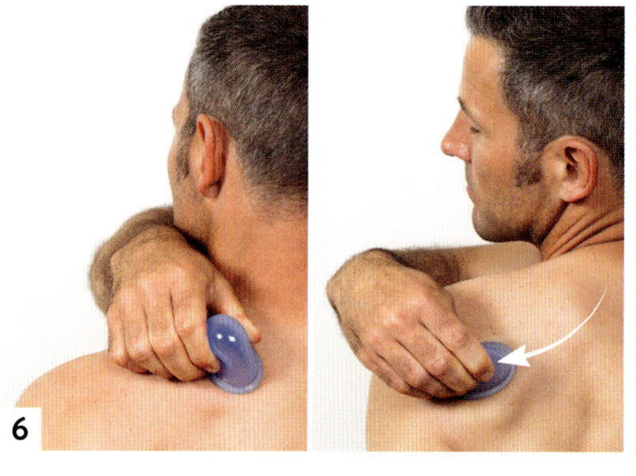

6

6. Sliding: Setzen Sie den Cup neben der Wirbelsäule ab und gleiten Sie von dort bis zur Schulter. Danach setzen Sie den Cup erneut neben der Wirbelsäule ab und wiederholen das **Sliding** ca. 5-mal.

4.25 Hand- und Fingerproblematik

Hand- und Fingermuskeln werden bei vielen Arbeiten stark belastet. Um Problemen wie z. B. Verspannungen vorzubeugen, können Sie diese mit Cupping behandeln: Das fasziale Gewebe der Hand wird entspannt und das Handgelenk bleibt frei beweglich.

Ausgangsstellung:
Sitzen Sie bequem am Tisch oder Schreibtisch, der Unterarm liegt auf und die Hand hängt über der Tischkante.

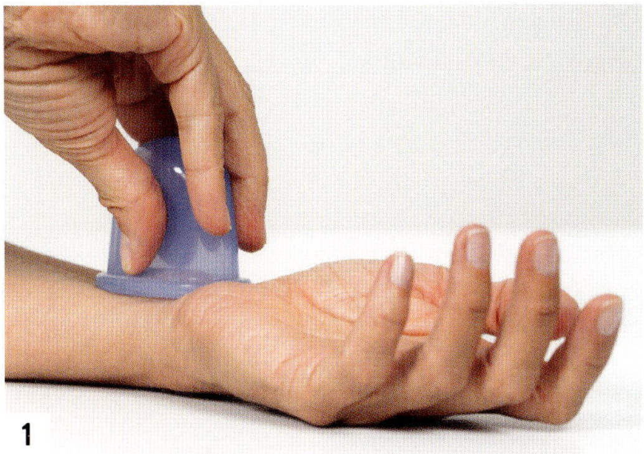

1

1. Placing: Platzieren Sie den Cup direkt über der Innenseite das Handgelenks, ca. 20 Sekunden.

Achtung: Auf der Innenseite des Handgelenks verlaufen Arterien. Halten Sie sich hier deshalb an die Zeitvorgabe!

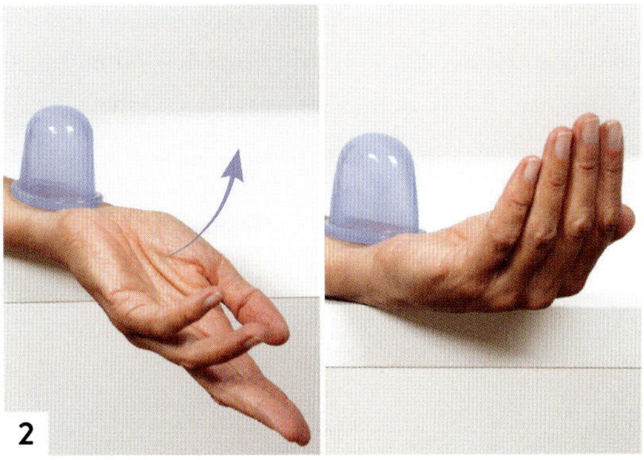

2

2. Mobilizing: Im Anschluss bewegen Sie die Hand auf und ab, der Unterarm bleibt dabei entspannt liegen. Führen Sie diese Bewegung ca. 10-mal aus.

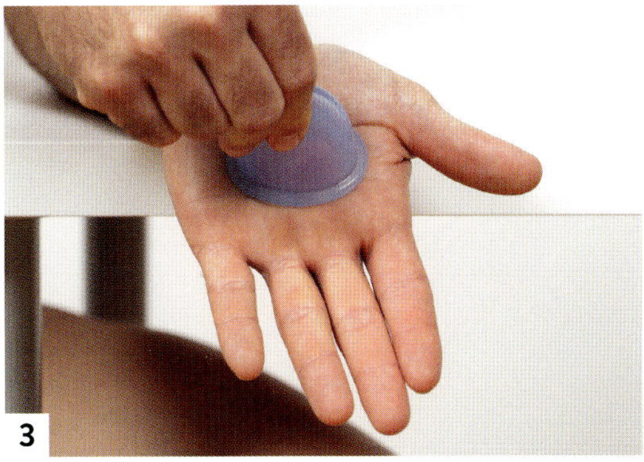

3

3. Placing: Sie platzieren den Cup nun auf der Innenseite der Hand für ca. 30 Sekunden.

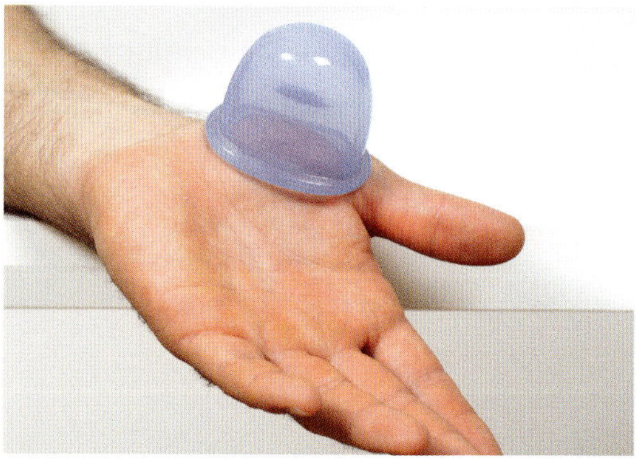

Fortsetzung:

Anschließend setzen Sie den Cup mit Unterdruck auf den Daumenballen, auch hier wieder für 30 Sekunden.

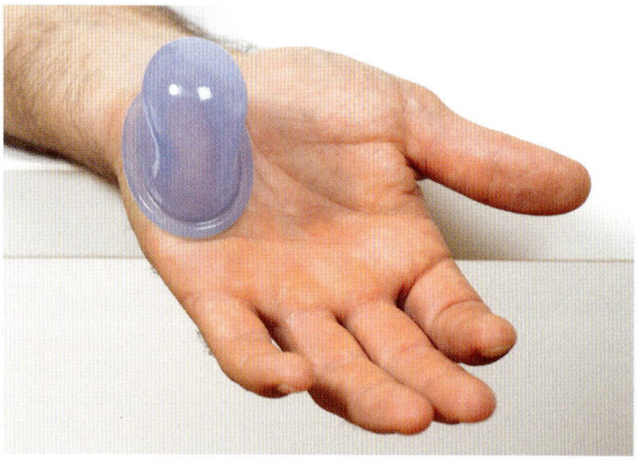

Danach den Cup auf den Ballen der Kleinfingerseite setzen, für 30 Sekunden.

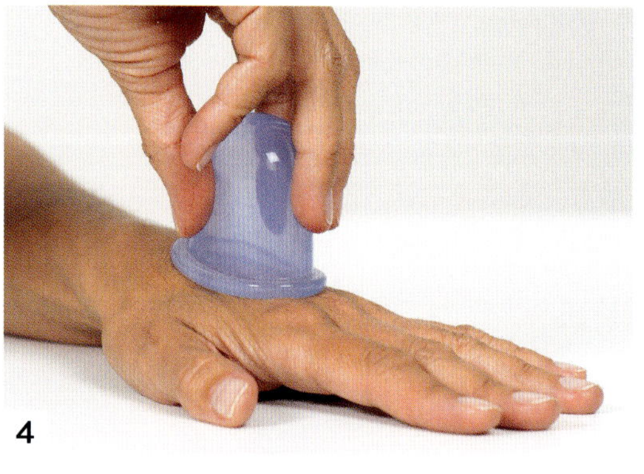

4

4. Placing: Drehen Sie nun den Unterarm um und platzieren Sie den Cup auf dem Handrücken. Belassen Sie ihn dort für 30 Sekunden.

4.26 Myogelosen

Myogelosen sind lokale, schmerzhafte Verhärtungen in der Muskulatur. Man kann diese als kleine „Knötchen" erspüren. Diese entstehen durch Überanstrengung, Fehlbelastung und einseitige Haltung. Man findet diese schmerzhaften Punkte, auch Triggerpunkte genannt, häufig im Rücken und im Nacken. Aber auch in der Wade oder am Unterarm kurz unterhalb des Ellenbogens. Mit Cupping können Sie diese Myogelosen ganz einfach und schnell auflösen.

Ausgangsstellung:
je nach Ort des Cuppings sitzend oder Bauch- bzw. Rückenlage

Hinweis:
Hier wird überwiegend mit Placing gearbeitet. Dabei können Sie entspannt sitzen oder liegen. Platzieren Sie die Cups sitzend oder stehend und legen sich dann entspannt auf den Bauch. Belassen Sie den/die Cups dort bis zu 5 Minuten (je nach Schmerzempfinden).

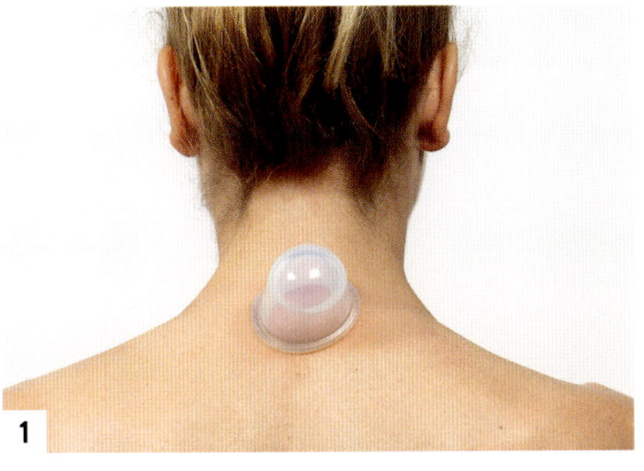

1

1. **HALSWIRBELSÄULE:** Platzieren Sie einen Cup direkt auf dem 7. Halswirbelkörper, dieser tritt meist stark hervor.

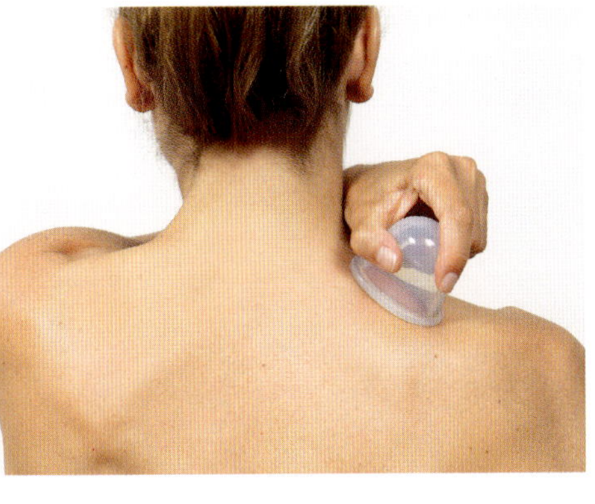

2

2. **SCHULTERN:** Platzieren Sie den Cup/die Cups direkt auf dem schmerzhaften Punkt in Ihrer verspannten Muskulatur.

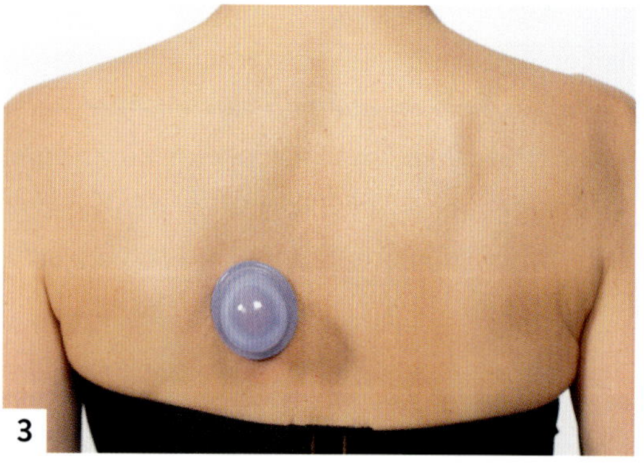

3

3. SCHULTERBLÄTTER: Platzieren Sie einen Cup auf der schmerzhaften Stelle zwischen Schulterblatt und Brustwirbelsäule, lassen Sie sich hierbei durch einen Partner helfen.

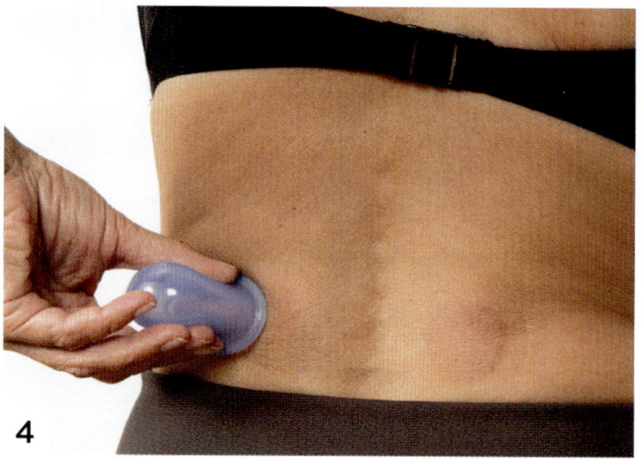

4

4. UNTERER RÜCKEN, KREUZBEIN: Platzieren Sie den Cup auch hier auf einer schmerzhaften Stelle.

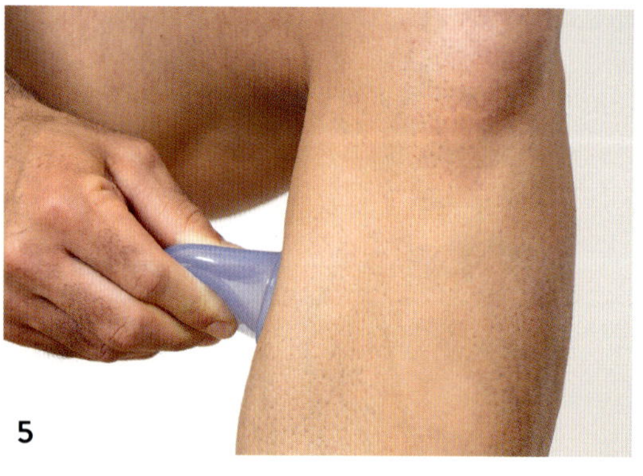

5

5. WADEN: Auch hier platzieren Sie den Cup auf einer schmerzhaft verhärteten Stelle und belassen ihn dort.

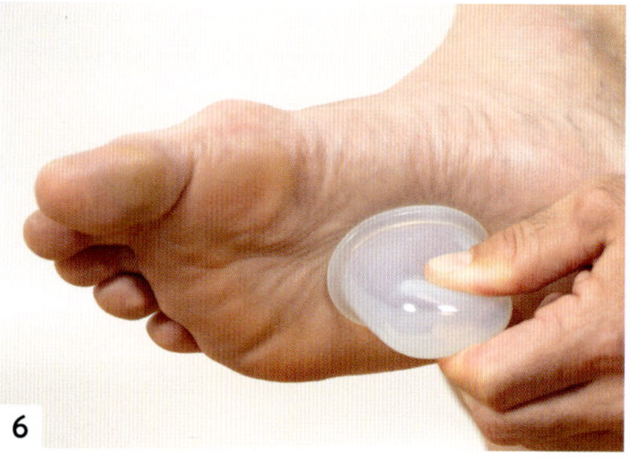

6

6. FUSS: Platzieren Sie den Cup unter der Fußsohle. Dort sind Myogelosen häufig spürbar.

4.27 Muskelverspannungen allgemein

Woher Muskelverspannungen kommen, weiß man nicht genau. Es gibt viele mögliche Ursachen dafür: Fehlbelastungen, fehlende Kraft, muskuläre Dysbalancen, monotone Bewegungsabläufe. Der Begriff Muskelverspannung bedeutet: länger anhaltende unwillkürliche Anspannung eines Muskels. Ganz typisch sind eine Verhärtung und Muskelschmerzen. Mit Cupping können Sie diese Spannung lösen, das Gewebe vermehrt durchbluten und damit die Schmerzen lindern. Vor oder nach dem Cupping können Sie mit Wärme die Muskulatur vor- bzw. nachbereiten.

Ausgangsstellung:
Je nach Ort des Cuppings sitzend, stehend oder in Bauch- bzw. Rückenlage.

Hinweis:
Je nach Anwendungsort können Sie auch mit mehreren Cups gleichzeitig arbeiten. Anders als bei Myogelosen, die örtlich begrenzt sind, erstrecken sich Muskelverspannungen häufig über eine größere Fläche.

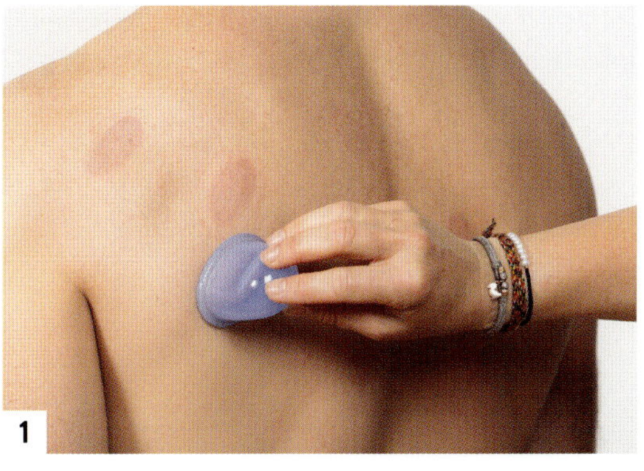

1

1. **RÜCKEN**: Bereiten Sie die Muskulatur mit **Placing** vor, evtl. mit der Hilfe eines Partners.

Danach sliden Sie den Bereich von oben nach unten und zurück mehrmals hintereinander bis zu 20-mal (je nach Schmerzempfinden). Benutzen Sie dabei evtl. etwas Körperöl oder -lotion.

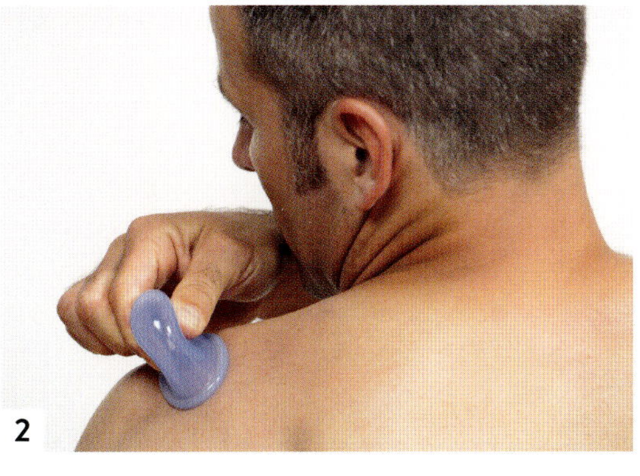

2

2. **SCHULTERGÜRTEL**: Bereiten Sie die Muskulatur mit **Placing** vor, evtl. mit der Hilfe eines Partners.

Danach sliden Sie den Bereich von oben nach unten und zurück mehrmals hintereinander bis zu 20-mal (je nach Schmerzempfinden). Benutzen Sie dabei evtl. etwas Körperöl oder -lotion.

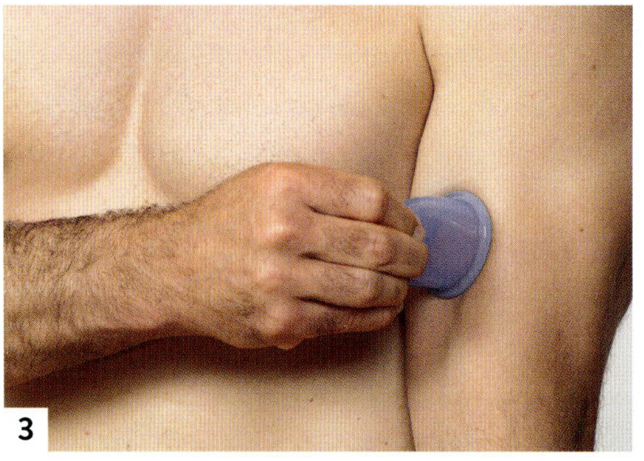

3

3. OBERARM: Bereiten Sie die Muskulatur mit **Placing** vor.

Danach sliden Sie den Bereich von oben nach unten und zurück mehrmals hintereinander bis zu 20-mal (je nach Schmerzempfinden). Benutzen Sie dabei evtl. etwas Körperöl oder -lotion.

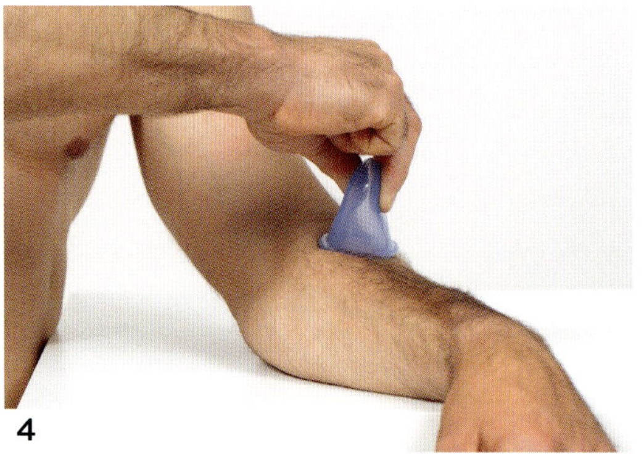

4

4. UNTERARM: Bereiten Sie die Muskulatur mit **Placing** vor.

Danach sliden Sie den Bereich von oben nach unten und zurück mehrmals hintereinander bis zu 20-mal (je nach Schmerzempfinden). Benutzen Sie dabei evtl. etwas Körperöl oder -lotion.

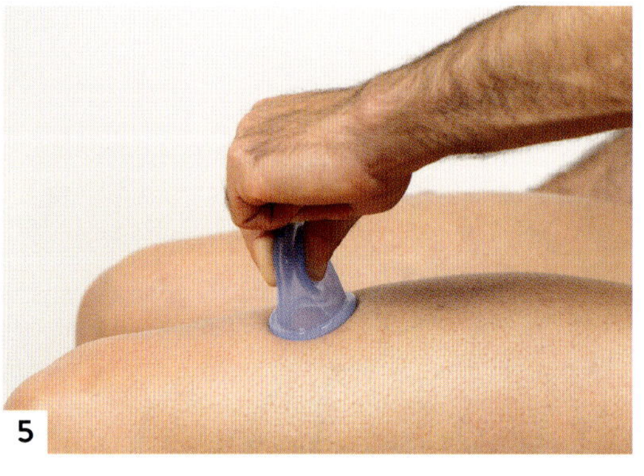

5

5. OBERSCHENKEL: Bereiten Sie die Muskulatur mit **Placing** vor.

Danach sliden Sie den Bereich von oben nach unten und zurück mehrmals hintereinander bis zu 20-mal (je nach Schmerzempfinden). Benutzen Sie dabei evtl. etwas Körperöl oder -lotion.

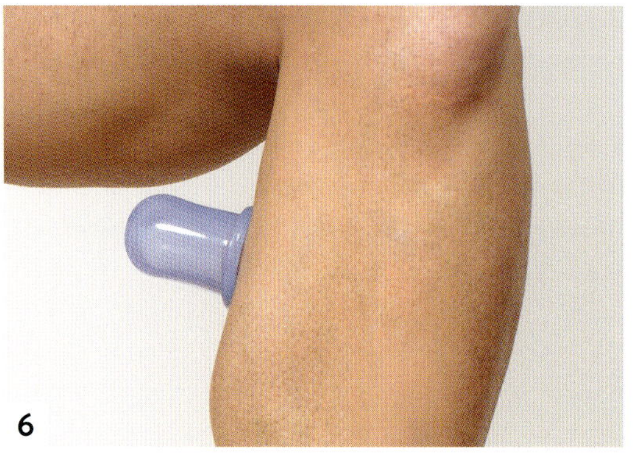

6

6. WADE: Bereiten Sie die Muskulatur mit **Placing** vor.

Danach sliden Sie den Bereich von oben nach unten und zurück mehrmals hintereinander bis zu 20-mal (je nach Schmerzempfinden). Benutzen Sie dabei evtl. etwas Körperöl oder -lotion.

4.28 Muskelkater

Muskelkater tritt häufig nach ungewohnten Belastungen auf, meist auch verzögert nach 24 bis 48 Stunden. Er kann bis zu einer Woche andauern. Mittlerweile weiß man, dass die ungewohnten Belastungen zu Mikroeinrissen in den Sarkomeren der Muskelfasern führen. Er hinterlässt aber keine bleibenden Schäden.

Durch Cupping kann man in der betroffenen Muskulatur die Durchblutung steigern und damit die Schmerzen reduzieren. Sie können auf praktisch jedem Muskel den Muskelkater behandeln. Benutzen Sie am besten eine Körperlotion bzw. -öl für das Sliding.

Ausgangsstellung:
Je nach Ort des Cuppings sitzend oder stehend

Hinweis:
Beschriebene Ausführung am Beispiel Muskelkater in der Oberschenkelmuskulatur.

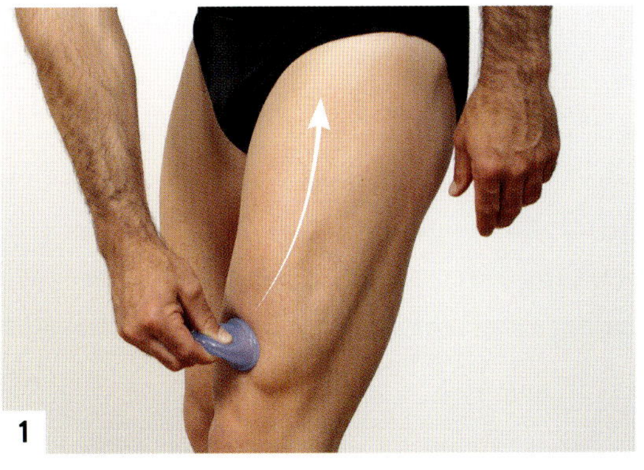
1

1. Starten Sie mit **Sliding** oberhalb der Kniescheibe und sliden Sie langsam und gleichmäßig bis hin zur Leiste und wieder zurück, 5–10-mal.

Sie können diese Anwendung im Stehen oder Sitzen (s. Abb. unten) durchführen.

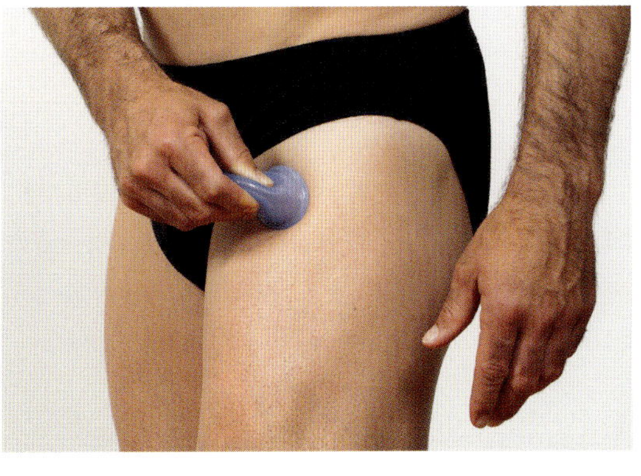

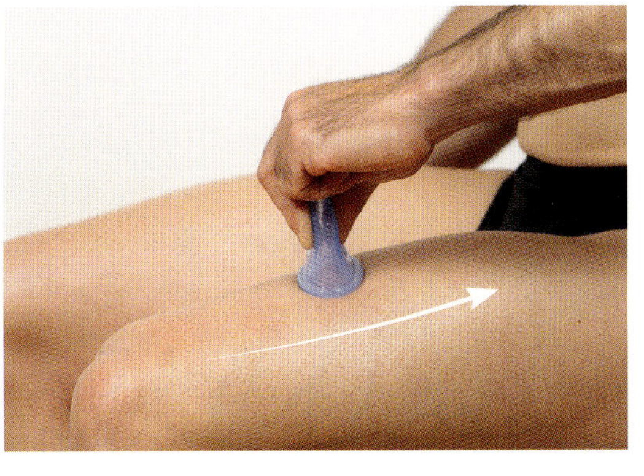

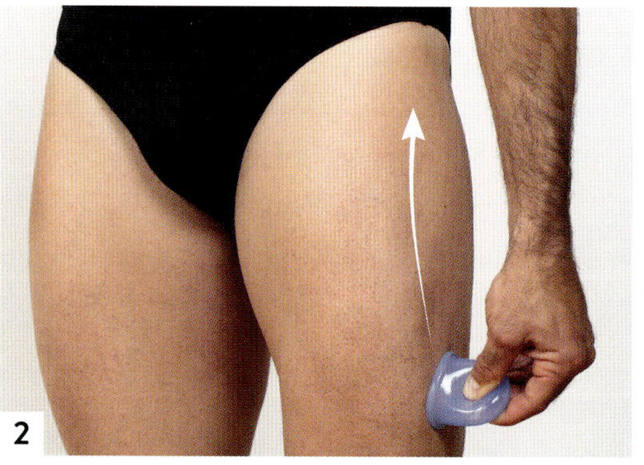

2

2. Wechseln Sie anschließend zur Außenseite des Oberschenkels und verfahren hier genauso.

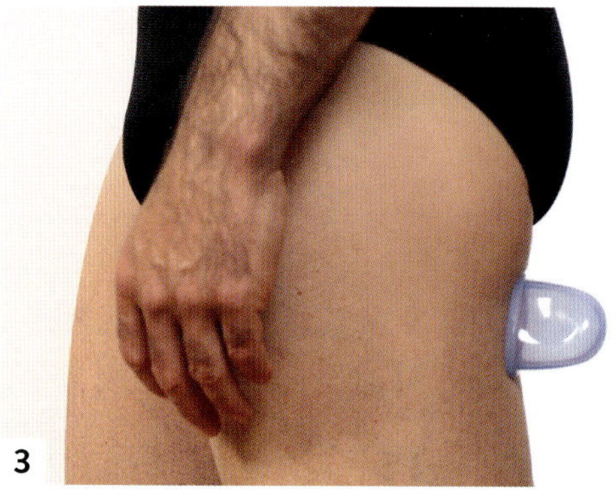

3

3. Auch die Rückseite des Oberschenkels können Sie so behandeln. Starten Sie oberhalb der Kniekehle und sliden Sie nach oben bis kurz unterhalb des Gesäßmuskels.

› Allgemeine Anwendung

Cupping kann nicht nur am Bewegungsapparat effektiv angewendet werden. Es kann zur Verbesserung des Hautbildes, zur Entspannung oder auch bei Verdauungsbeschwerden eingesetzt werden. Hier bietet Cupping eine sanfte natürliche Lösung bei der Linderung von Problemen.

4.29 Atemwegserkrankungen /Nebenhöhlenentzündung

Auch der Verlauf von Atemwegserkrankungen wie Schnupfen, Stirn- oder Nasennebenhöhlenentzündung kann mit Cupping positiv beeinflusst werden. Allerdings müssen Sie beim Cupping im Gesicht vorsichtig sein: sensible Haut oder Rosacea können dadurch verstärkt rot werden. Sie sollten vorher an einer anderen Stelle ausprobieren, wie Ihre Haut reagiert.

Ausgangsstellung: *Sitzend oder stehend*

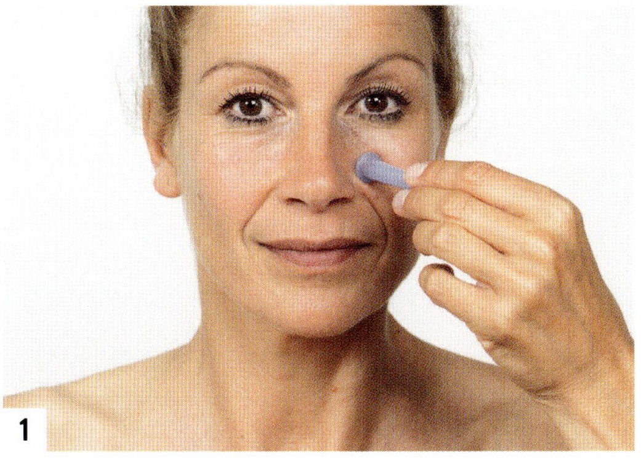

1

1. OBERE ATEMWEGE – NASENNEBENHÖHLEN: Setzen Sie einen kleinen Cup links neben der Nase mit leichtem Unterdruck auf und sliden bis zur Wange. Wiederholen Sie das 3-mal, danach wechseln Sie auf die rechte Seite.

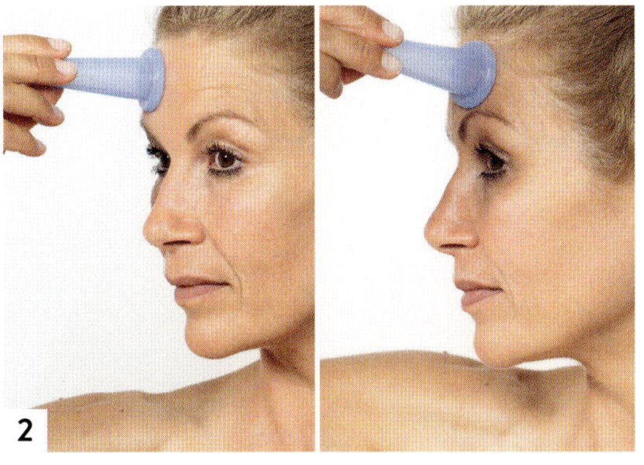

2

2. OBERE ATEMWEGE – STIRNHÖHLE: Setzen Sie jetzt den etwas größeren Cup auf die Stirnmitte und sliden 3-mal zur linken Seite. Danach wechseln Sie die Seite.

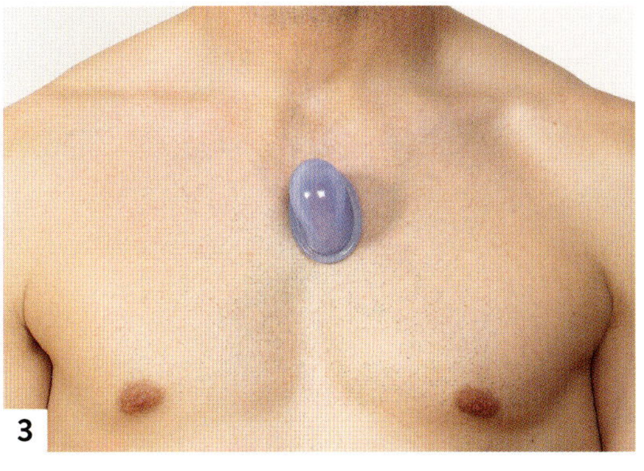

3

3. UNTERE ATEMWEGE. Placing: Setzen Sie den Cup auf das Brustbein auf und belassen ihn dort für 30 Sekunden; atmen Sie dabei immer wieder tief ein.

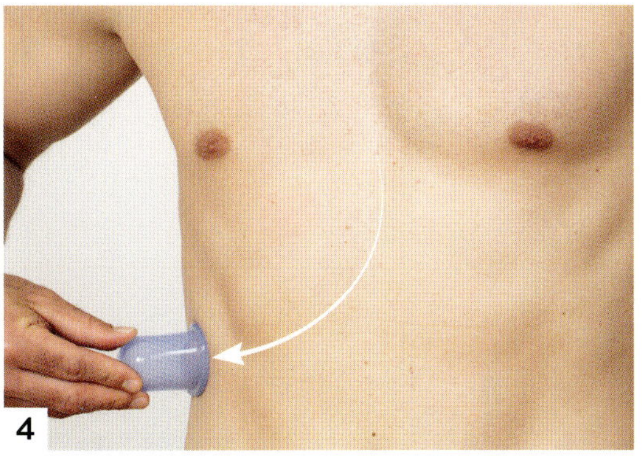

4

4. Nun sliden Sie vom Brustbein ausgehend entlang der Rippen bis zur Seite. Wiederholen Sie das mehrmals hintereinander und sliden Sie dabei in unterschiedlichen Bahnen.

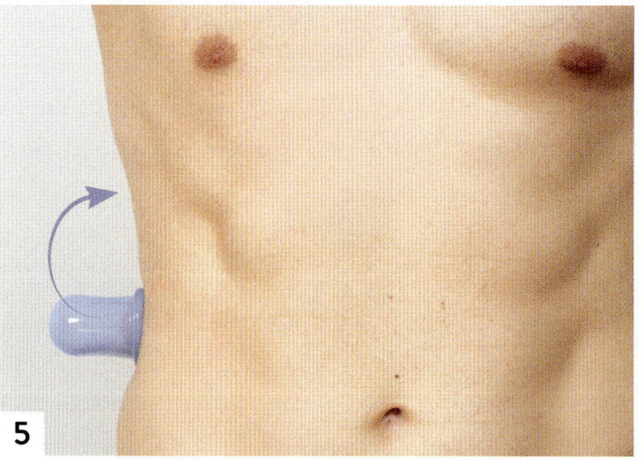

5. Mithilfe eines Partners können Sie über die Seite nach hinten (im Verlauf der Rippen) bis zur Brustwirbelsäule sliden.

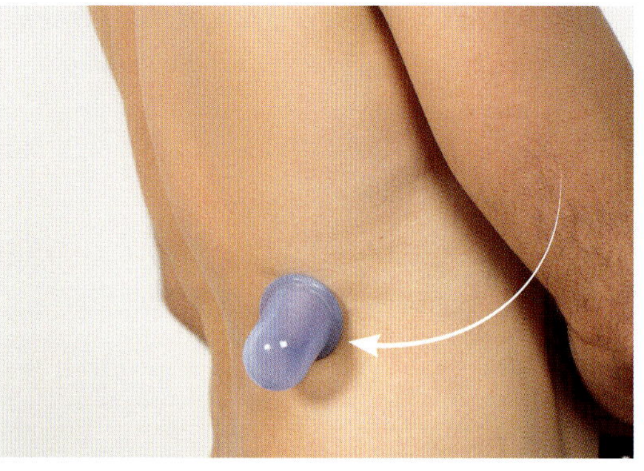

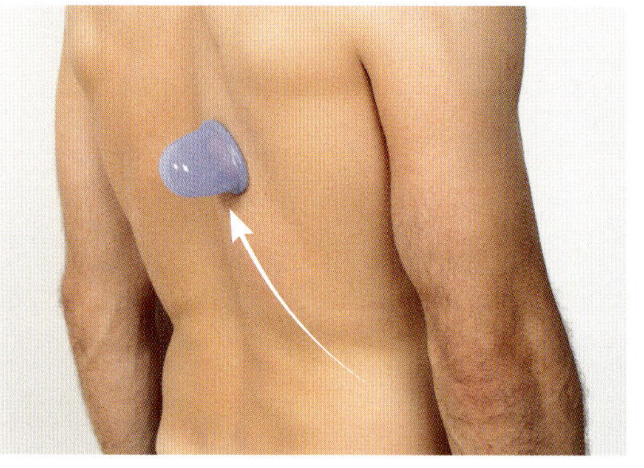

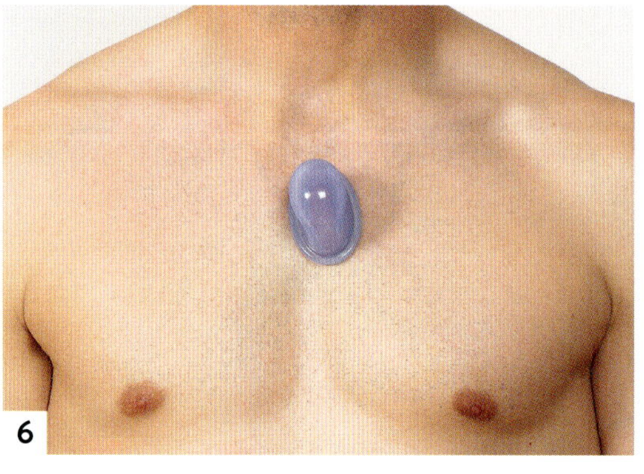

6. Zum Abschluss bearbeiten Sie mit **Pinching** das Brustbein.

4.30 Bronchitis

Die Bronchitis ist eine Entzündung der Schleimhäute in den Bronchien. Meist wird sie durch Viren, manchmal auch durch Bakterien ausgelöst, oftmals verbunden mit sehr starkem Husten. Je nach körperlichem Zustand kann als Komplikation eine Lungenentzündung auftreten. Mit Cupping können Sie die vertiefte Atmung unterstützen und die Durchblutung der Muskulatur im gesamten Brustkorb anregen.

Ausgangsstellung:
Sitzend auf einem Hocker

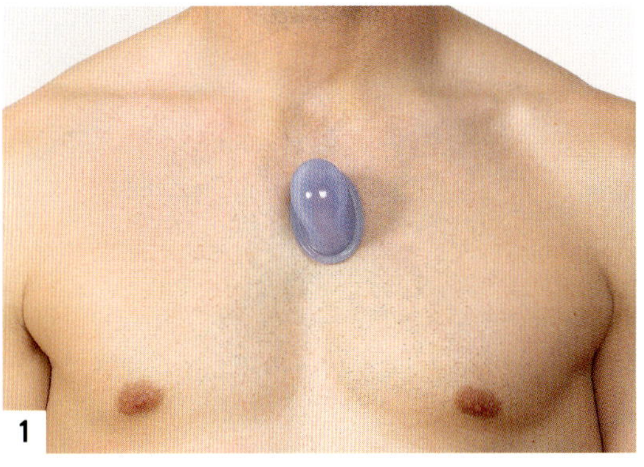

1

1. Placing: Setzen Sie den Cup auf das Brustbein auf und belassen ihn dort für 30 Sekunden.

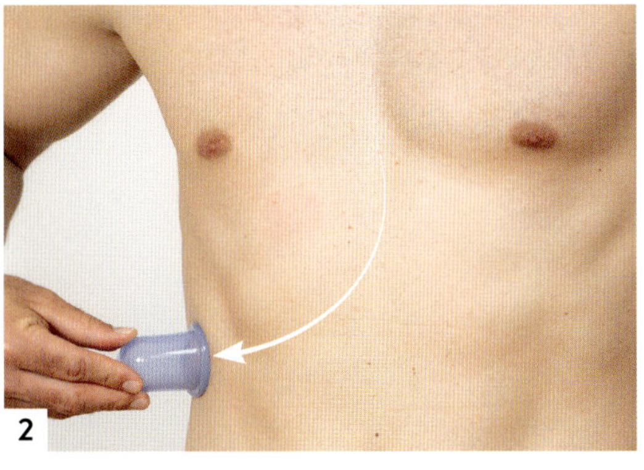

2

2. Nun sliden Sie vom Brustbein ausgehend entlang der Rippen bis zur Seite. Wiederholen Sie das mehrmals hintereinander und sliden Sie dabei in unterschiedlichen Bahnen.

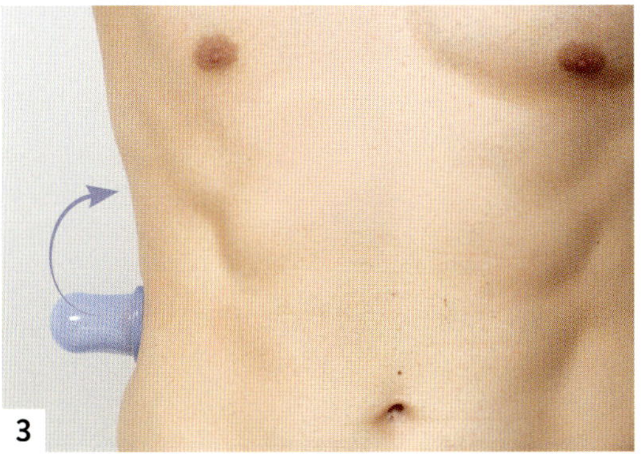

3

3. Mithilfe eines Partners können Sie über die Seite, ...

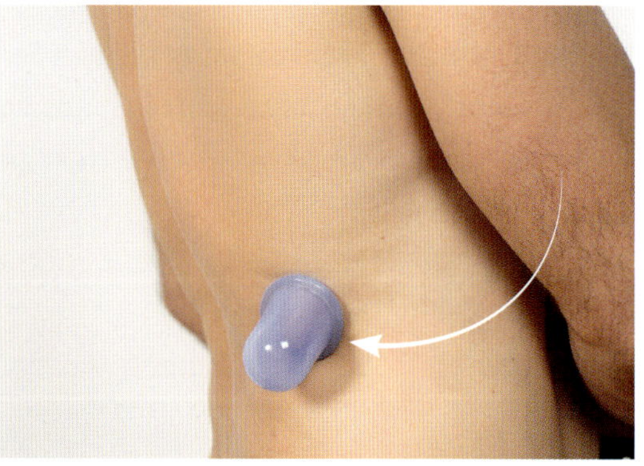

Fortsetzung:

... nach hinten im Bogen (im Verlauf der Rippen), ...

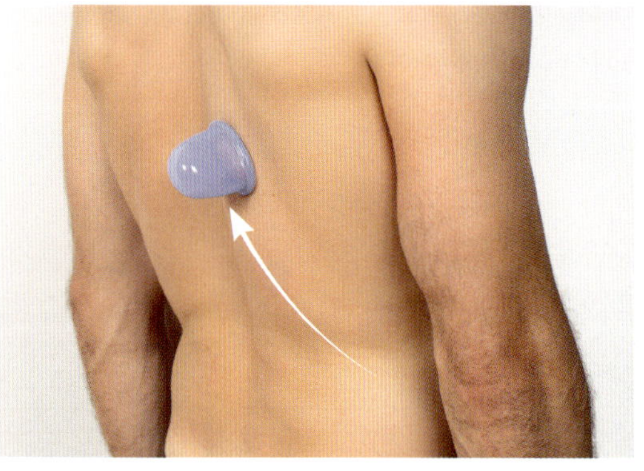

... bis zur Brustwirbelsäule sliden.

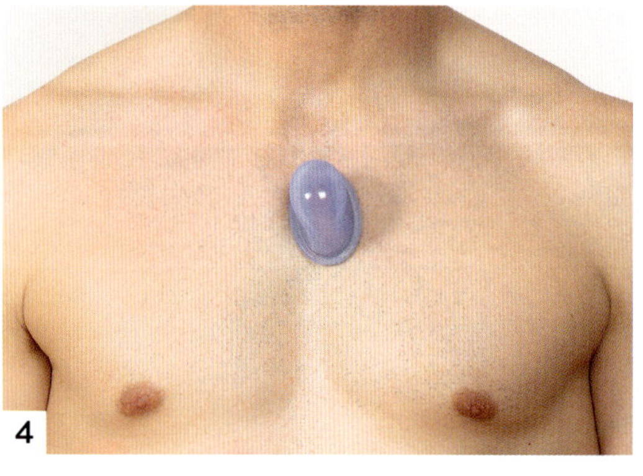

4. Zum Abschluss bearbeiten Sie mit **Pinching** das Brustbein.

4.31 Cellulite

Cellulite ist keine Krankheit. Sie gehört bei den meisten Frauen, manchmal auch bei Männern, einfach dazu. Übergewicht ist nicht ursächlich für dieses kosmetische Problem, aber es verstärkt die Cellulite. Sie entsteht durch das weibliche Hormon Östrogen. Die Bindegewebsfasern sind dadurch anders angeordnet und das Unterhautfettgewebe zeigt sich in Form von Beulen und Vertiefungen.

Cellulite kann grundsätzlich entgegengewirkt werden: Übergewicht vermeiden, ausreichend Sport treiben sowie eine gesunde und ausgewogene Ernährung zur Kräftigung des Bindegewebes, also überwiegend grüne Lebensmittel. Zur Unterstützung und einem deutlich verbesserten Hautbild an Armen oder Beinen kann man zudem Cupping einsetzen. Sie sollten diese Art der dreidimensionalen Massage 3–6-mal pro Woche, je nach Schweregrad, wiederholen. Dadurch wird das Gewebe besser durchblutet und kräftiger. Probieren Sie es aus.

Wechseln Sie während des Cuppings das Bein, falls es zu schmerzhaft wird.

Ausgangsstellung:
Stehend, evtl. das Bein auf einen Hocker stellen

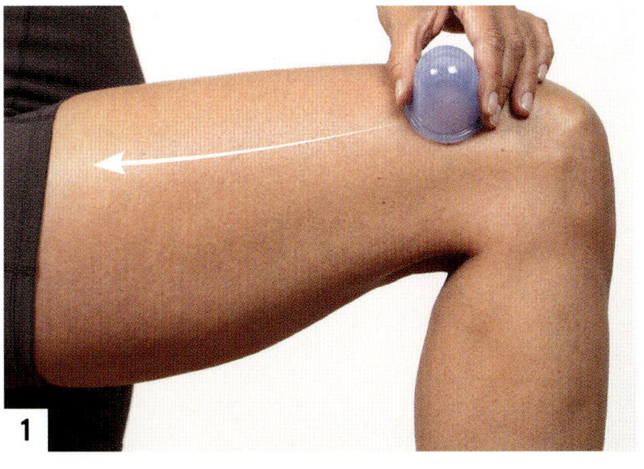

1. Setzen Sie den Cup seitlich oberhalb des Knies auf und ziehen ihn bis zur Hüfte hoch. Wiederholen Sie das **Sliding** in verschiedenen Bahnen – auch nach vorne und hinten – ca. 10–20-mal.

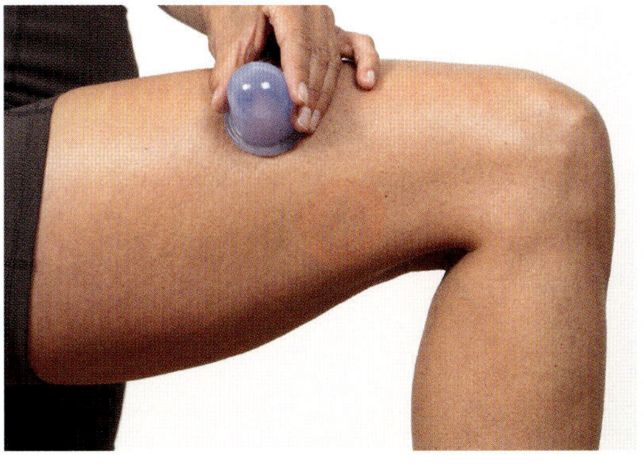

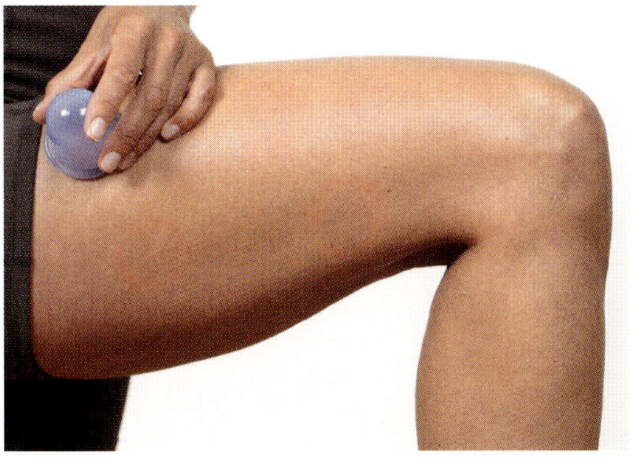

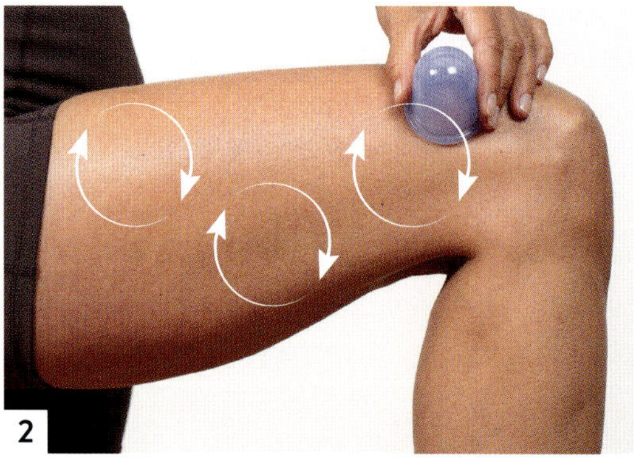

2. Starten Sie vom gleichen Punkt. Diesmal mit kreisenden Bewegungen nach oben, seitlich, nach vorne und leicht nach hinten.

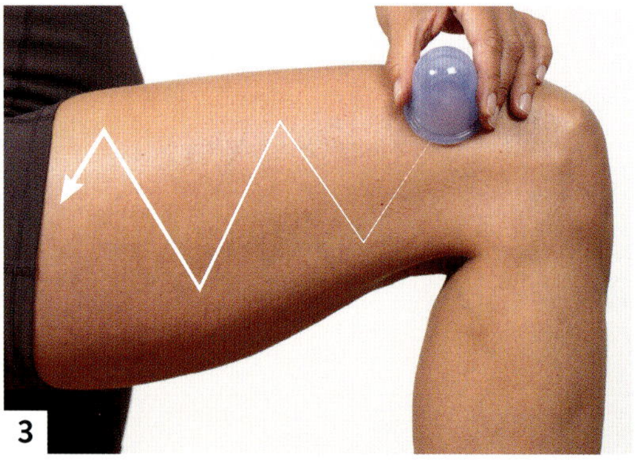

3. Sie starten wieder vom gleichen Punkt, diesmal mit Zick-Zack-Bewegungen.

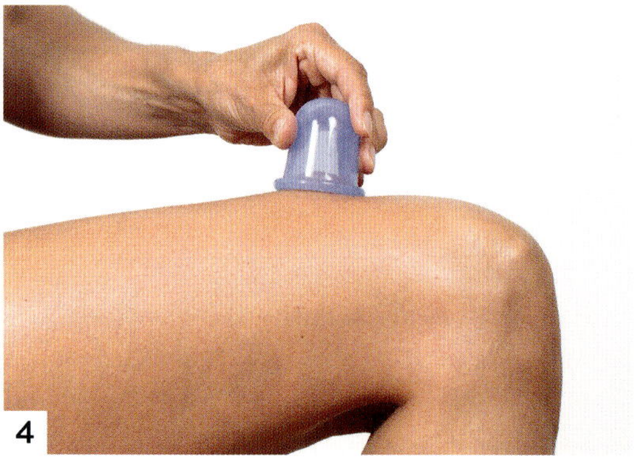

4. Nun arbeiten Sie mit **Pinching**: Setzen Sie den Cup wieder mit Unterdruck auf und ziehen ihn mit einem „Plopp“ ab.

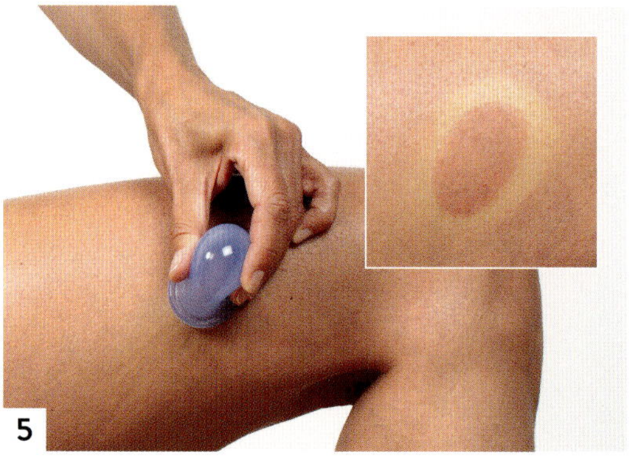

5. Wiederholen Sie das **Pinching** über dem gesamten Oberschenkel.

4.32 Schwindel und Gleichgewichtsstörungen

Schwindel und Gleichgewichtsstörungen können viele Ursachen haben. Häufig finden sie sich in verspannten Muskeln im Bereich der Halswirbelsäule und der Schulter. Hier können Sie mit Cupping unterstützend arbeiten und die Muskulatur entspannen. Auf jeden Fall sollten Sie aber einen Arzt aufsuchen, um die Ursache abzuklären.

Ausgangsstellung:
Sitzend auf einem Hocker

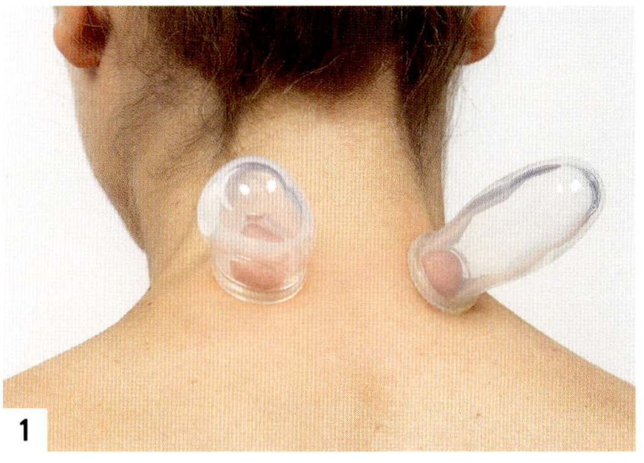

1

1. Placing: Mit zwei kleinen Cups links und rechts neben der Halswirbelsäule, Start ist am untersten Halswirbelkörper (dieser steht deutlich hervor) für ca. 30–60 Sekunden.

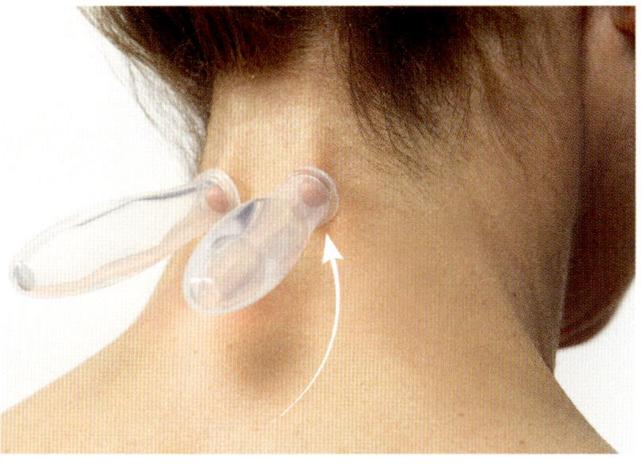

Wandern Sie dann zentimeterweise nach oben bis zum Haaransatz, nehmen Sie die Cups sanft ab und setzen sie erneut mit Unterdruck auf, **Placing** für 30–60 Sekunden.

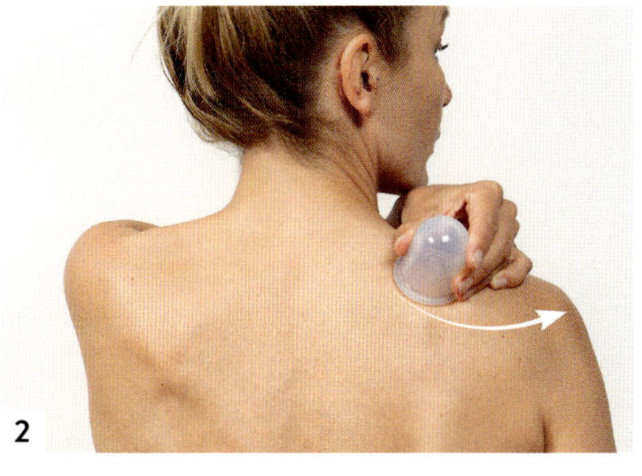

2

2. Sliding: Gleiten Sie mit dem Cup von der Wirbelsäule bis zur Schulter …

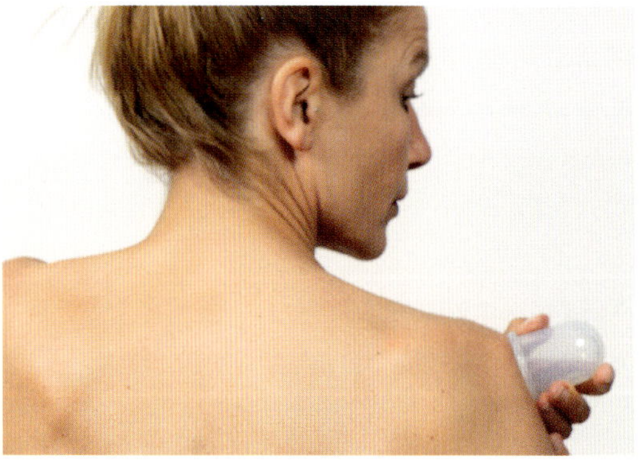

Fortsetzung:

... und ziehen ihn dort ab. Setzen Sie den Cup erneut neben der Wirbelsäule an ...

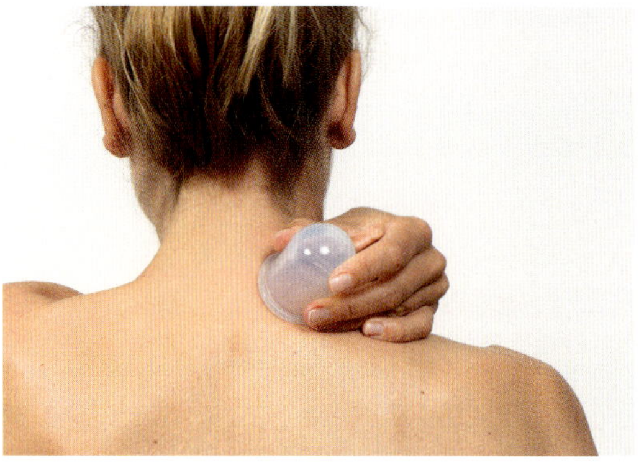

... und wiederholen das **Sliding** ca. 5-mal.

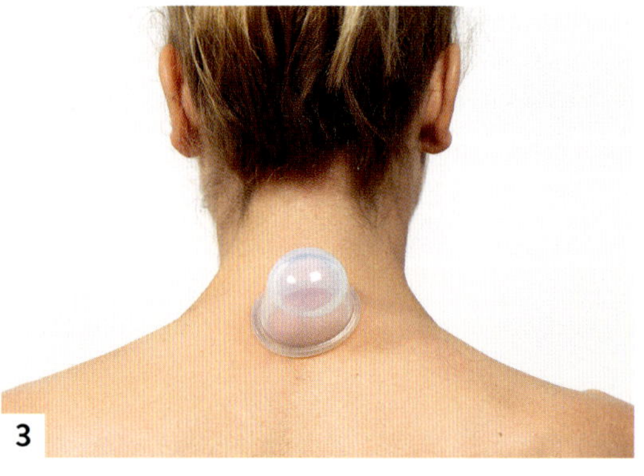

3

3. Setzen Sie den Cup direkt auf die Wirbelsäule in Höhe des letzten Halswirbelkörpers (dieser steht deutlich hervor), **Placing** für ca. 30 Sekunden.

4.33 Tinnitus

Tinnitus ist ein Sammelbegriff für Ohrgeräusche und ein weit verbreitetes Problem. Manche Menschen hören schlagartig nichts mehr und es brummt nur noch in ihrem Kopf. Ein Ohrgeräusch kann aber auch langsam entstehen oder nur ganz kurzfristig auftreten. Oftmals ist ein Tinnitus mit Stress verbunden und somit auch mit einer starken Verspannung im gesamten Schultergürtelbereich bis hin zum Nacken.

Mit Cupping können Sie diese Verspannungen lösen, die Durchblutung anregen und sich damit entspannen. Oft können Ohrgeräusche dadurch gemindert werden.

Ausgangsstellung:
Sitzend auf einem Hocker

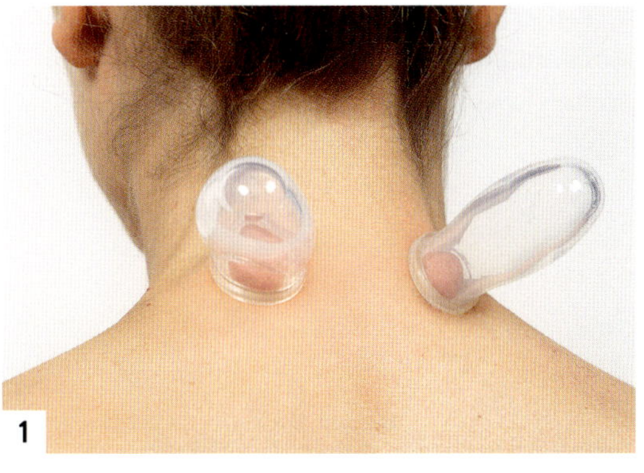

1

1. **Placing:** Mit zwei kleinen Cups links und rechts neben der Halswirbelsäule, Start ist am untersten Halswirbelkörper (dieser steht deutlich hervor) für ca. 30–60 Sekunden.

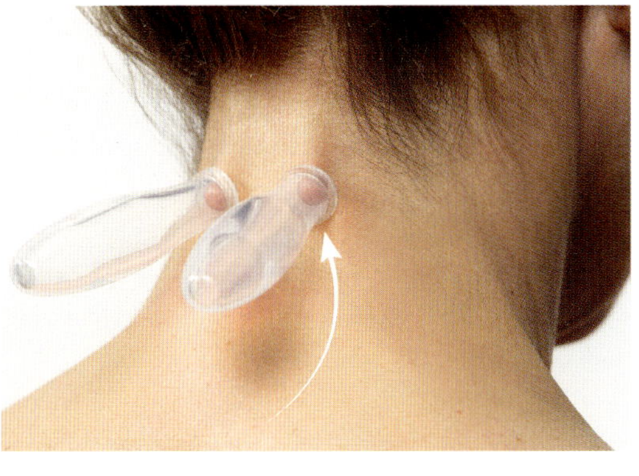

Wandern Sie dann zentimeterweise nach oben bis zum Haaransatz, nehmen Sie die Cups sanft ab und setzen sie erneut mit Unterdruck auf, **Placing** für 30–60 Sekunden.

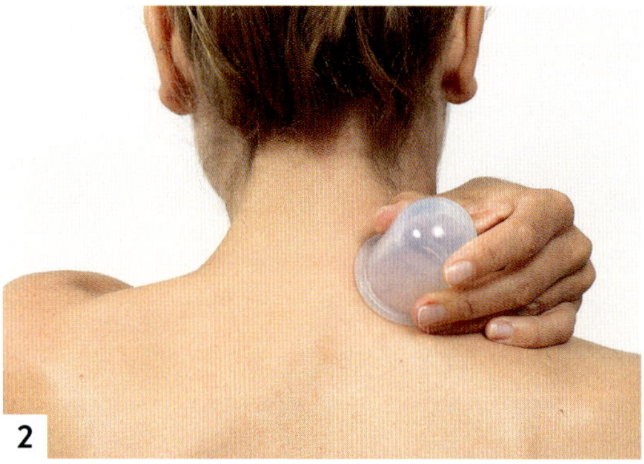

2

2. Placing: Setzen Sie den mittleren Cup auf die verspannte Schultermuskulatur direkt neben der Wirbelsäule und belassen ihn dort für 30 Sekunden.

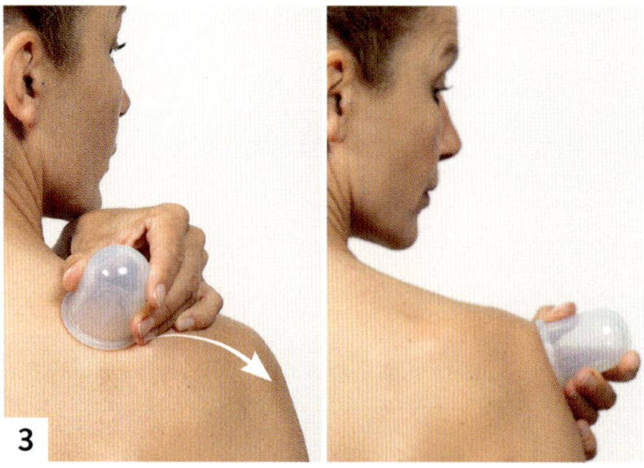

3

3. Sliding: Gleiten Sie mit dem Cup von der Wirbelsäule bis zur Schulter und ziehen ihn dort ab. Setzen Sie den Cup erneut neben der Wirbelsäule an und wiederholen das **Sliding** ca. 5-mal.

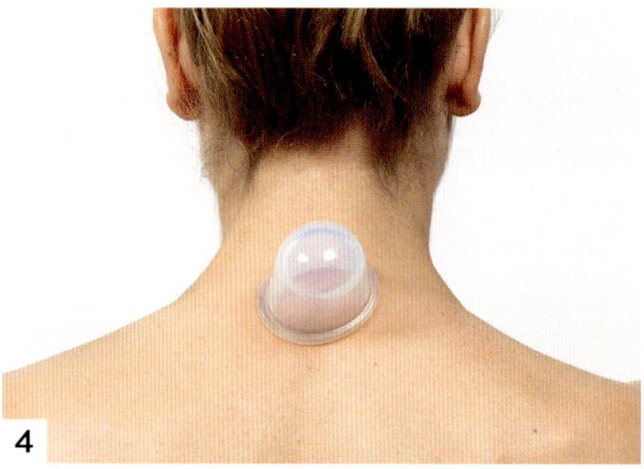

4

4. Setzen Sie den Cup direkt auf die Wirbelsäule in Höhe des letzten Halswirbelkörpers (dieser steht deutlich hervor), **Placing** für ca. 30 Sekunden.

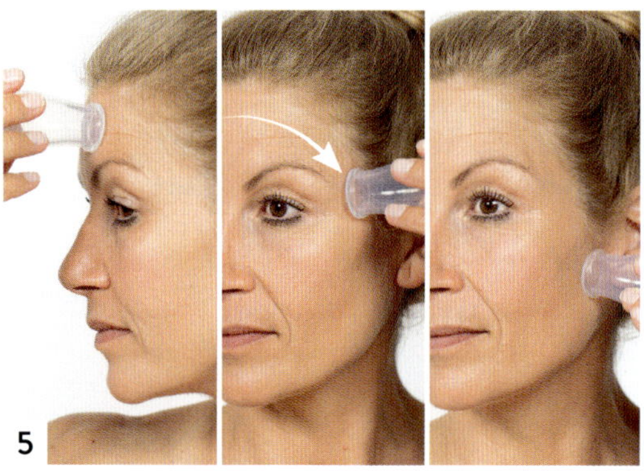

5

5. Setzen Sie einen kleinen Cup mittig auf die Stirn, **Placing** für 30 Sekunden.

Wenn die Schmerzen nicht zu stark sind, sliden Sie bis zur Schläfe.

Abschließend: **Placing** auf dem Kiefergelenk. Setzen Sie den Cup mit Unterdruck auf das Kiefergelenk (vor dem Ohr) für ca. 30 Sekunden.

4.34 Verspannte Gesichts- und Kiefermuskulatur

Verspannte Gesichts- und Kiefermuskeln können mit kleinen Cups gelöst werden. Beim Cupping im Gesicht sollte man jedoch besondere Vorsicht walten lassen: Wer zu sensibler Haut oder Rosacea neigt oder Entzündungen hat, sollte die Cups nicht im Gesicht anwenden. Kleine Äderchen können platzen und Rötungen länger anhalten.

Ausgangsstellung:
Sitzend auf einem Hocker

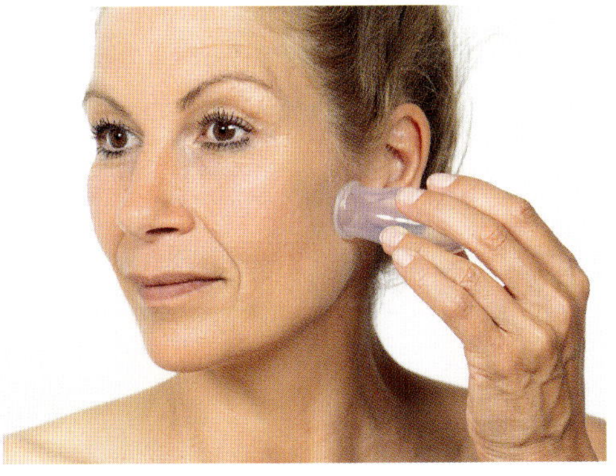
1

1. **Placing:** Setzen Sie einen kleinen (oder mittleren) Cup auf das Kiefergelenk, für 30 Sekunden.

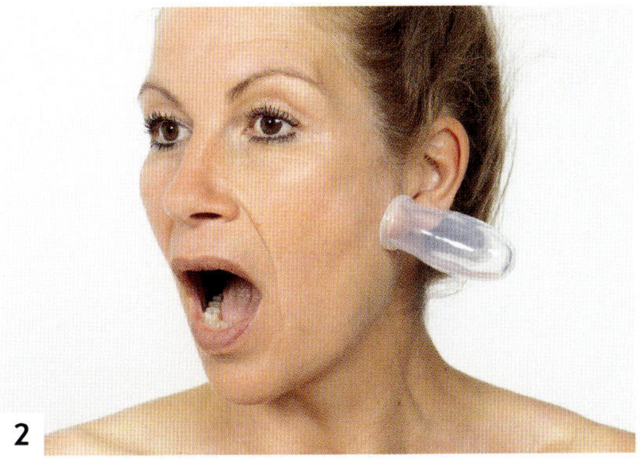
2

2. **Mobilizing:** Sie belassen den Cup auf dem Kiefergelenk, dabei öffnen und schließen Sie den Mund, 10-mal.

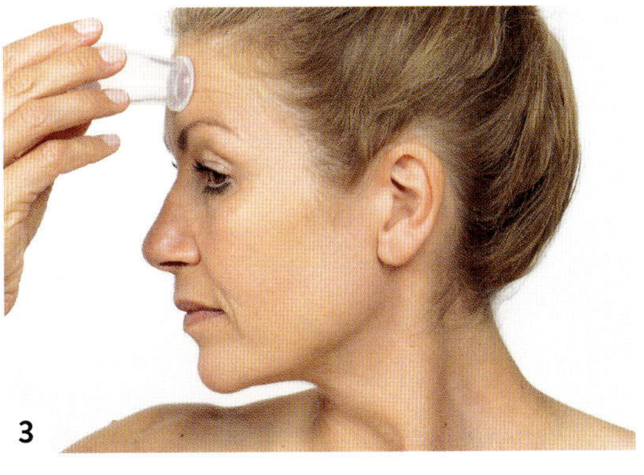
3

3. **Placing:** Setzen Sie dann den Cup auf die Mitte der Stirn, oberhalb der Nasenwurzel und belassen ihn dort für 20–30 Sekunden.

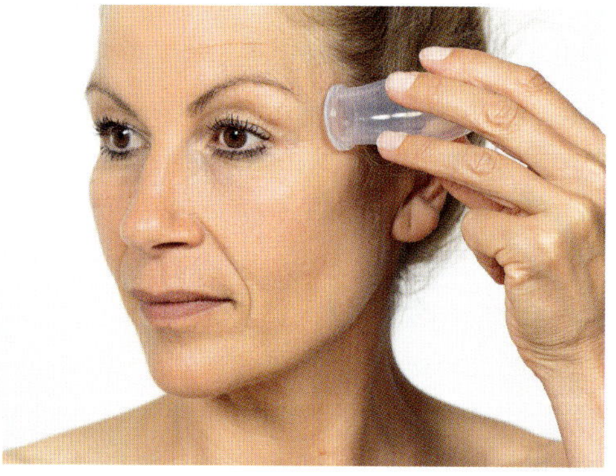

4

4. Zum Abschluss setzen Sie den Cup auf die Schläfe, jeweils 30 Sekunden rechts und links.

4.35 Hautbild und Anti-Aging

Für ein besseres Hautbild oder Falten an Stirn und Schläfe können Sie Cupping im Gesicht anwenden. Aber auch an allen anderen Körperregionen wie Dekolleté, Bauch oder Oberarmen kann Cupping eingesetzt werden, um das Hautbild zu verfeinern. Hierbei können Sie, um das Gewebe zu kräftigen, mit Pinching, Pumping und Spinning arbeiten.

Vorab müssen Sie aber beachten: Sensible oder zu Rosacea neigende Haut ist meist zu empfindlich, um über Cupping das Hautbild verbessern zu können. Kleine aufgeplatzte Äderchen sind ein Zeichen für empfindliches Gewebe. Dann sollten Sie Cupping nicht im Gesicht anwenden. Ebenso sollte es nicht über sichtbaren Äderchen, geröteter Haut, Akne oder Entzündungen angewendet werden. Probieren Sie es zuerst an einer anderen Stelle aus und beobachten Sie, was dabei passiert und wie Ihre Haut reagiert.

Ausgangsstellung:
Sitzend oder stehend

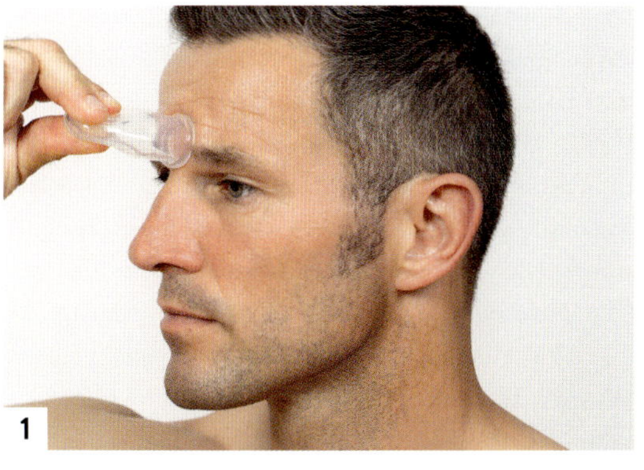
1

1. **Placing:** Setzen Sie den Cup auf die Mitte der Stirn oberhalb der Nasenwurzel und belassen ihn dort für 20–30 Sekunden.

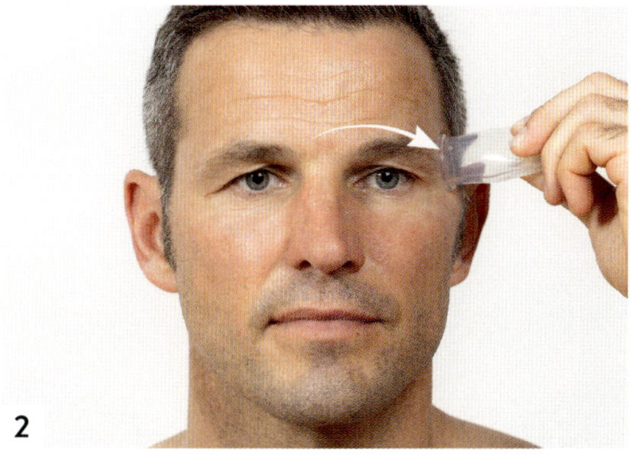
2

2. Danach sliden Sie mit dem Cup Richtung Schläfe, jeweils 5-mal nach rechts und links. Benutzen Sie hierbei Ihre Gesichtspflege.

Anschließend **Placing:** Belassen Sie den Cup auf der Schläfe für 20 Sekunden.

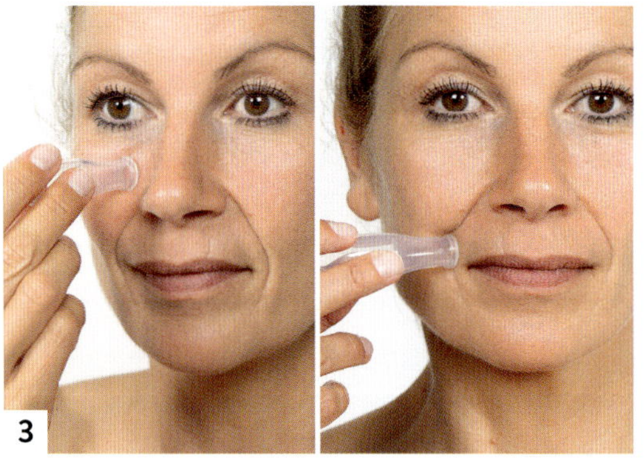
3

3. Sliding: Setzen Sie den Cup neben der Nase auf und sliden bis zum Mundwinkel. Sliden Sie anschließend wieder zurück und wiederholen Sie diesen Vorgang ca. 4-mal.

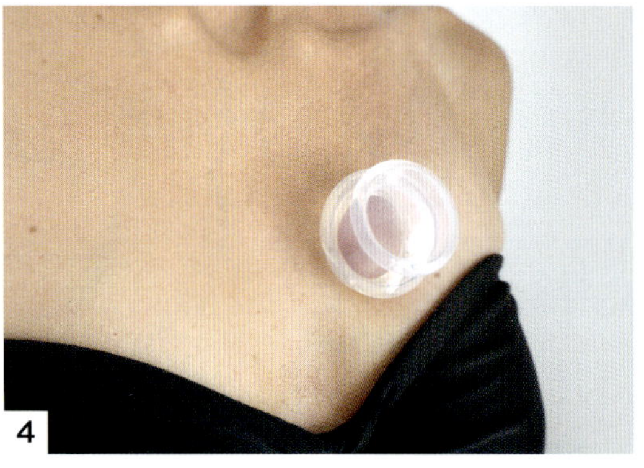
4

4. Placing: Setzen Sie einen kleinen, breiten Cup mit Unterdruck links neben das Brustbein und belassen ihn dort für 20–30 Sekunden.

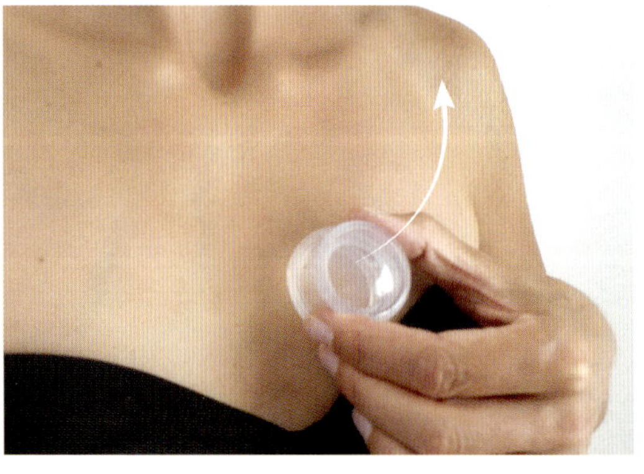

Danach sliden Sie Richtung Schulter. Wiederholen Sie das ca. 2–4-mal. Setzen Sie den Cup dann erneut neben dem Brustbein an, diesmal 1–2 cm höher. Zuerst **Placing** für 20–30 Sekunden, danach sliden Sie wieder Richtung Schulter. Wiederholen Sie das am ganzen Dekolleté von unten nach oben und dann wechseln Sie die Seite. Anschließend **Placing** (s. Abb. unten): Setzen Sie den Cup direkt auf das Brustbein und belassen ihn dort für 20–30 Sekunden. Danach setzen Sie ihn etwas höher ab und wiederholen das Ganze nach oben bis kurz unterhalb der Schlüsselbeine.

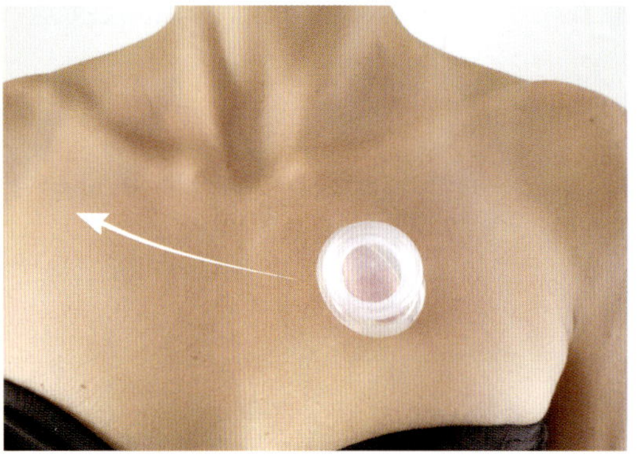

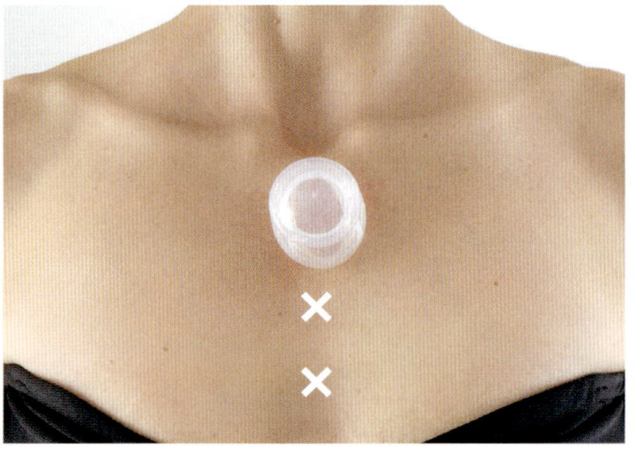

4.36 Narben

Narben entstehen nach einer Wundheilung und bestehen aus faserreichem Hautersatzgewebe. Sie unterliegen Umbauprozessen im Gewebe, die Monate bis Jahre dauern können. Es gibt verschiedene Formen von Narben:

a) *Atrophe Narben sind blass, weißlich und entstehen bei kleinen oberflächlichen Defekten.*
b) *Hypertrophe Narben sind rot und erhaben und entstehen zum Beispiel nach Verbrennungen.*
c) *Keloid ist ein überschießendes Wachstum von Fibroblasten und zeigt sich wulstförmig.*

Narben können die Faszien verkleben und damit ihre Beweglichkeit einschränken. Die einzelnen Schichten sind dann nicht mehr gegeneinander verschiebbar und es entstehen Spannungen im gesamten System.

Mit Cupping können Sie verheilte Narben positiv beeinflussen: Spannungen und Verklebungen werden gelöst und die Beweglichkeit des Fasziengewebes wird langsam wiederhergestellt. Wichtig: Wenn Sie Ihre Narbe mit den Cups behandeln wollen, muss die Narbe verheilt und trocken sein!

Ausgangsstellung:
Sitzend auf einem Hocker

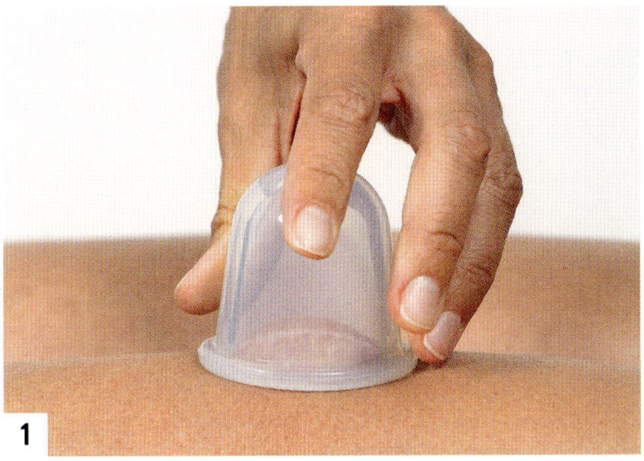
1

1. Tipping: Setzen Sie den Cup mit Unterdruck auf die Narbe, …

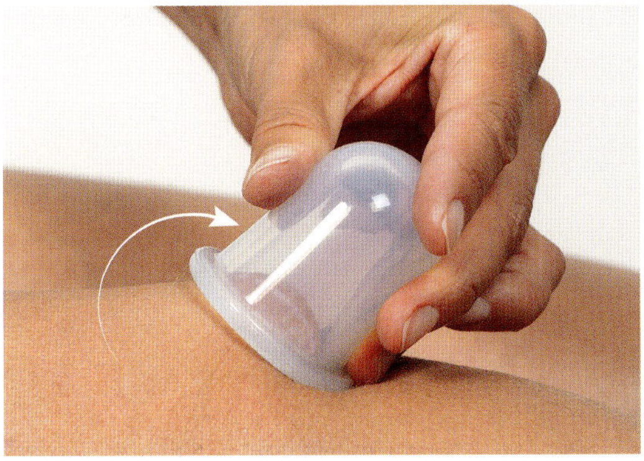

… kippen Sie ihn dann hin und her, ohne dass sich dabei das Gewebe löst, für 30 Sekunden.

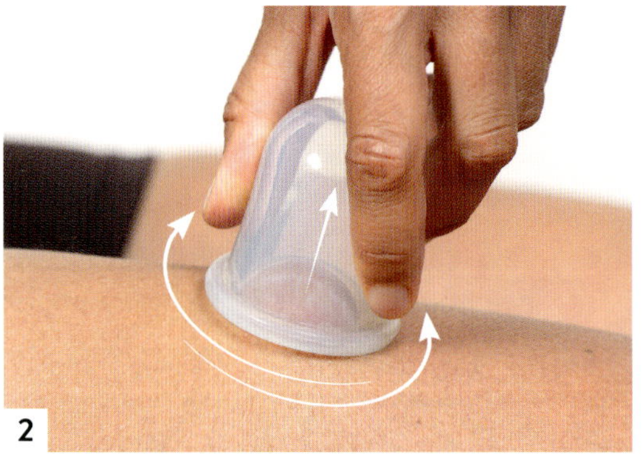

2. Spinning: Danach verdrehen Sie den Cup nach links und rechts für 30 Sekunden.

Anschließend **Circling:** Heben Sie den Cup mit dem Gewebe an und verdrehen ihn nach rechts und links für 30 Sekunden.

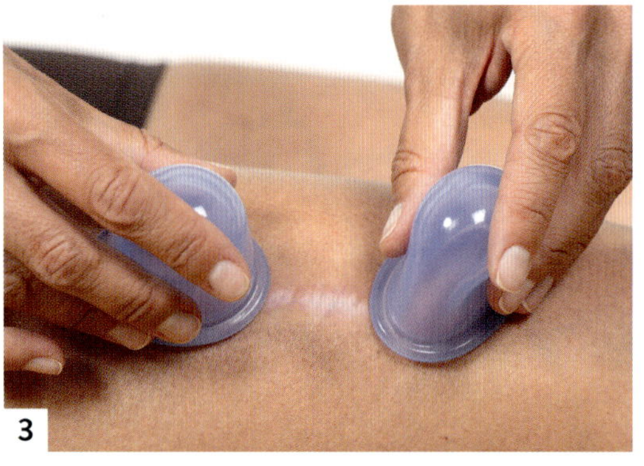

3. Stretching: Setzen Sie rechts und links neben der Narbe jeweils einen Cup auf …

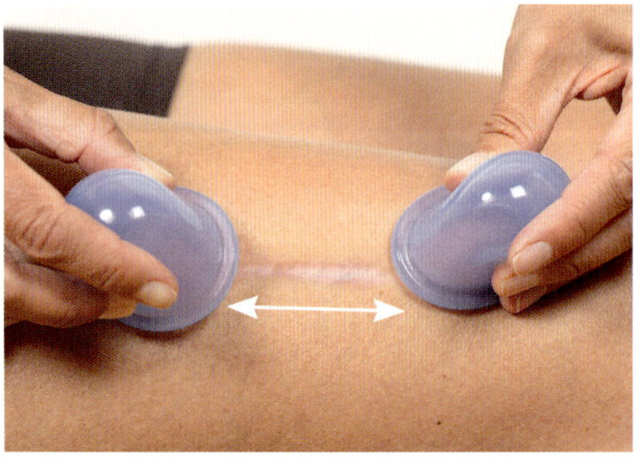

… und ziehen beide auseinander, ohne dabei das Gewebe zu lösen.

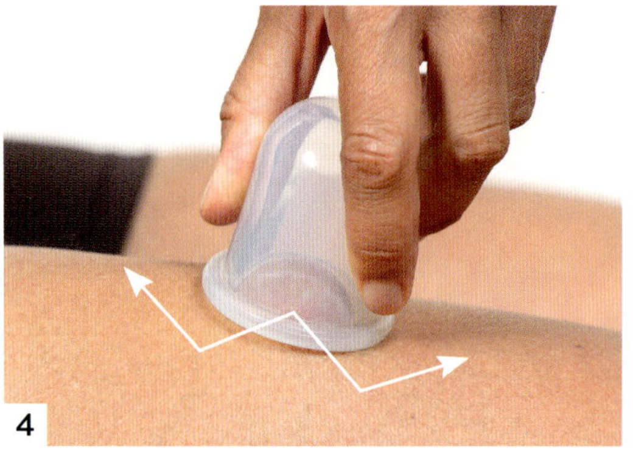

4. Sliding: Zum Abschluss sliden Sie im Zick-Zack mit einem Cup über die Narbe.

4.37 Zyklusbeschwerden

Fast jede Frau kennt das: Schmerzen vor und während der Menstruation. Während dieser Zeit zieht sich die Gebärmutter in unregelmäßigen Abständen zusammen und entspannt wieder, damit sich die Schleimhaut von der Gebärmutterwand löst. Dieses Anspannen kann, muss aber nicht, schmerzhafte, krampfartige Schmerzen im Unterleib auslösen. Diese können auch in den Bauch und den Rücken und bis in die Beine ausstrahlen.

Diese krampfartigen Schmerzen kann man mit Cupping lindern: Die angespannte Muskulatur an Bauch und Rücken kann gelöst und damit entspannt werden.

Ausgangsstellung:
Rücken- bzw. Bauchlage oder stehend

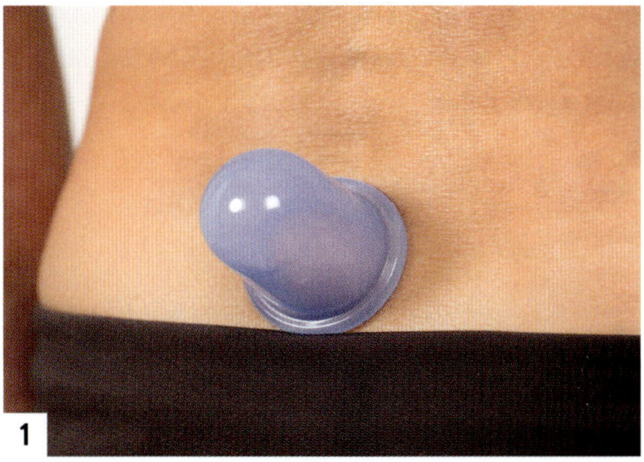

1

1. **Placing:** Setzen Sie den Cup mittig auf das Kreuzbein und belassen ihn dort bis zu 60 Sekunden oder länger, wenn Sie auf dem Bauch liegen.

Danach **Sliding:** Von dort sliden Sie am Beckenkamm entlang nach vorne. Wiederholen Sie das 5–6-mal und wechseln dann auf die andere Seite.

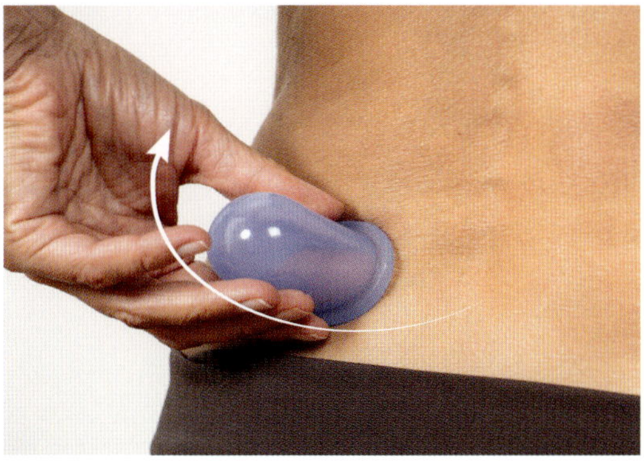

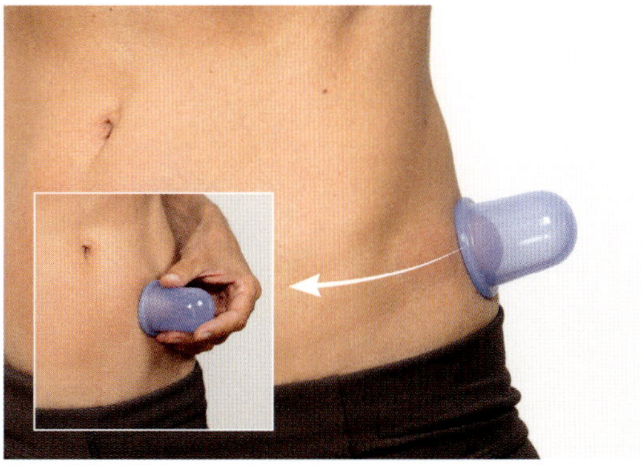

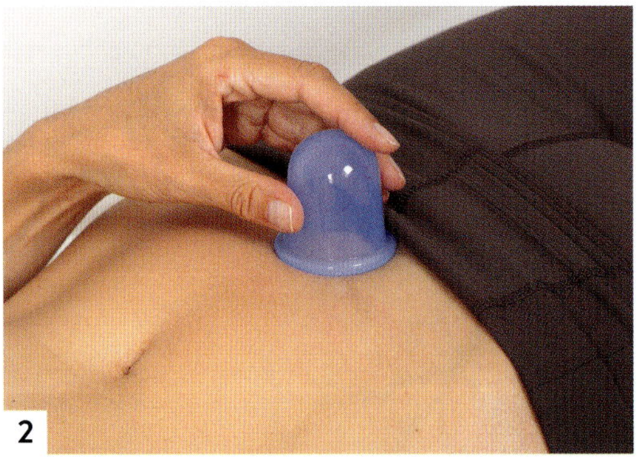

2. Placing: Setzen Sie den Cup oberhalb des Schambeins mit Unterdruck auf den Bauch …

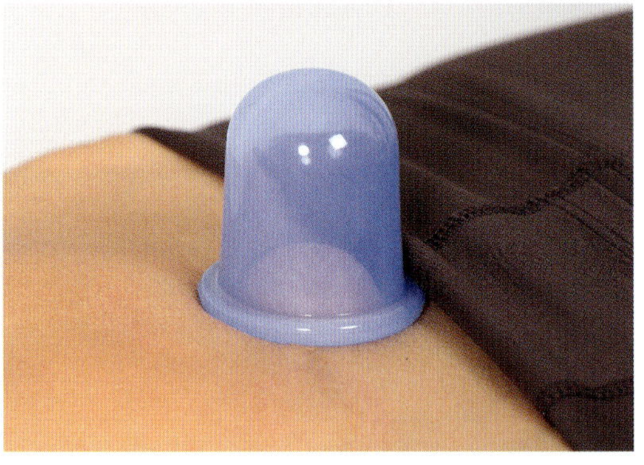

… und belassen ihn dort für 30 Sekunden. Wiederholen Sie das im gesamten schmerzhaften Bereich.

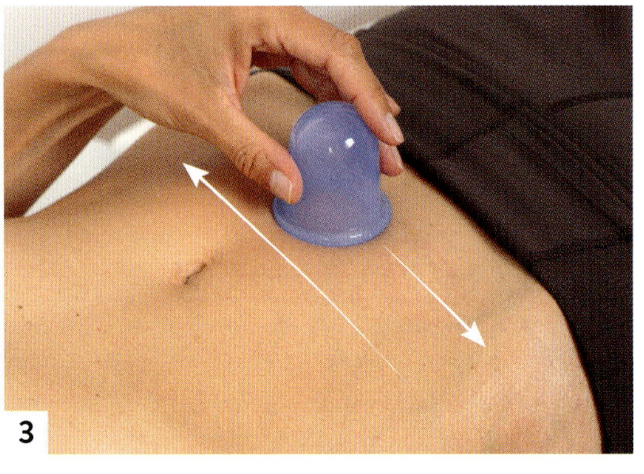

3. Sliding: Ziehen Sie den Cup nun vom rechten zum linken Beckenkamm und umgekehrt, auch hier im gesamten schmerzhaften Bereich, 5-mal.

4.38 Verdauungs-beschwerden

Verdauungsbeschwerden können ganz unterschiedliche Formen haben: von Durchfällen über Verstopfung hin zu Blähungen. Mit Cupping lösen Sie nicht Ihre Verdauungsbeschwerden, aber Sie können die damit verbundenen Schmerzen oder Krämpfe im Bauch lindern bzw. lösen und die Verdauung allgemein anregen. Durch die Entspannung der Bauchdecke wird Ihre Haltung wieder aufrechter.

Ausgangsstellung:
Stehend oder in Rückenlage

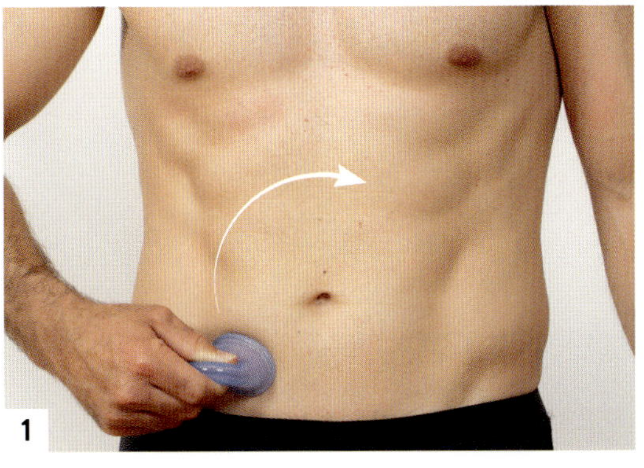

1

1. Sliding: Setzen Sie den Cup mit Unterdruck rechts neben den Beckenkamm auf den Unterbauch und bewegen ihn kreisförmig um den Bauchnabel herum.

Beginnen Sie mit größeren Kreisen, die dann langsam kleiner werden. Straffen Sie ggfs. mit der freien Hand die Bauchhaut. Wiederholen Sie diesen Vorgang 3–5-mal.

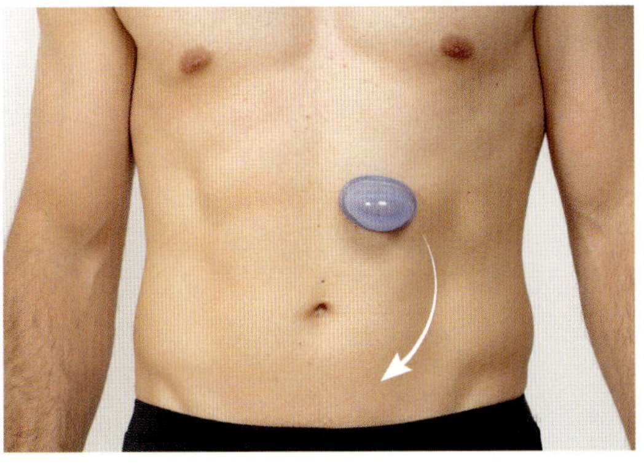

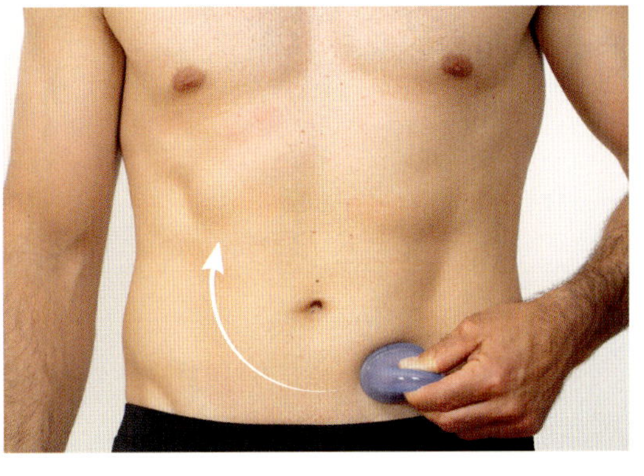

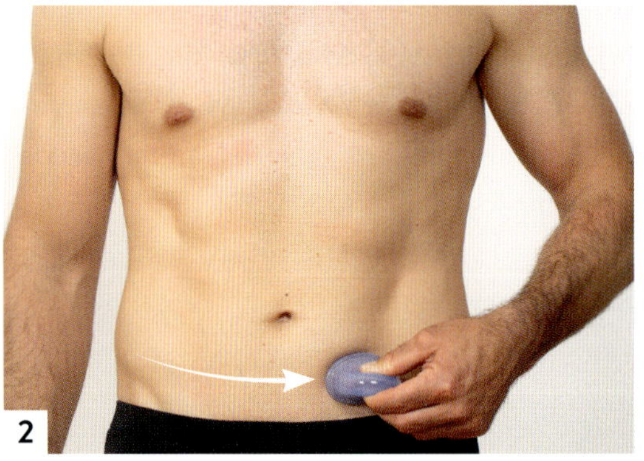

2. Sliding: Ziehen Sie den Cup danach in geraden Linien von rechts nach links und umgekehrt, 5–10-mal.

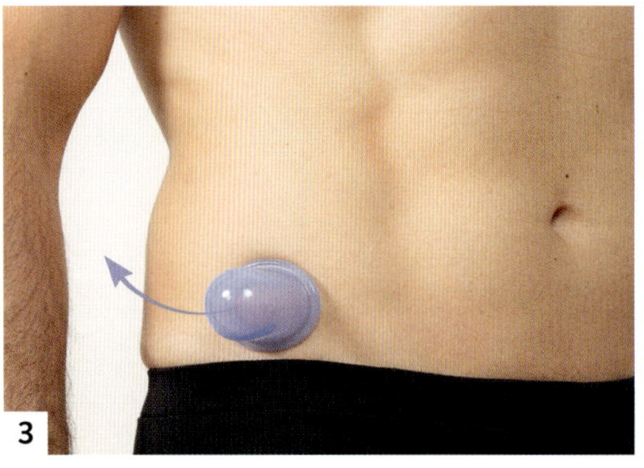

3. Sliding: Strahlen die Schmerzen bis in den Rücken, ziehen Sie den Cup vom Beckenkamm bis zum Kreuzbein, 5–10-mal.

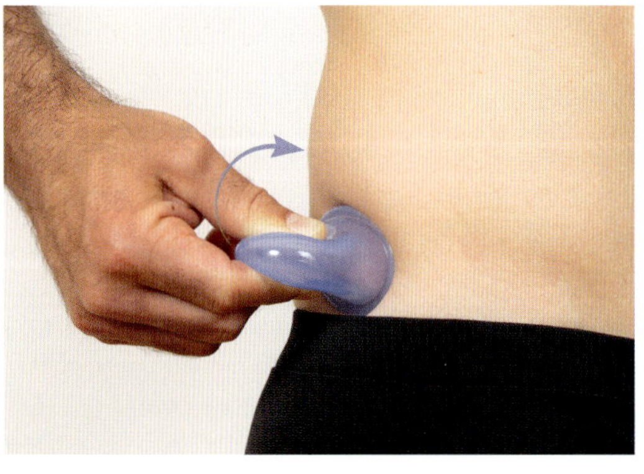

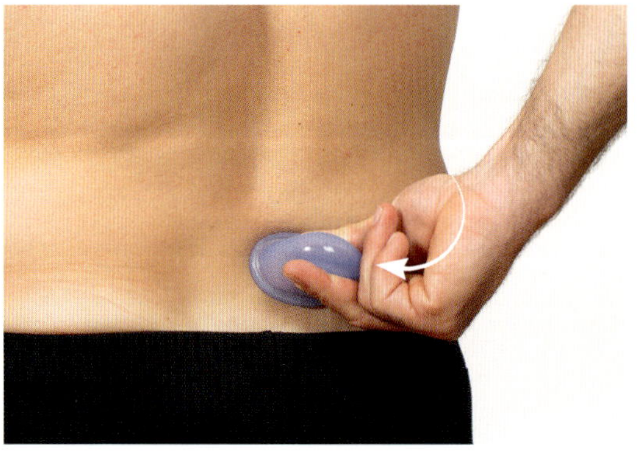

4.39 Wechseljahresbeschwerden/vermehrtes Schwitzen

Mit Eintritt in die Wechseljahre können verschiedene Beschwerden in den unterschiedlichsten Ausprägungen auftreten. Dazu gehören neben körperlichen Symptomen wie Schmerzen im Bewegungsapparat, Verdauungsstörungen, übermäßiges Schwitzen, Hitzewallungen, leichte Inkontinenz und Gewichtszunahme auch psychische Veränderungen, wie Missstimmungen, Müdigkeit und Schlaflosigkeit, Gereiztheit, depressive Verstimmungen, Nervosität und Gedächtnisstörungen.

Das alles ist auf Veränderungen im hormonellen Kreislauf zurückzuführen. Neben einer gesunden Ernährung und ausreichend Bewegung können Sie mit Cupping unterstützend auf die Beschwerden einwirken.

Ausgangsstellung:
Rücken- und Bauchlage

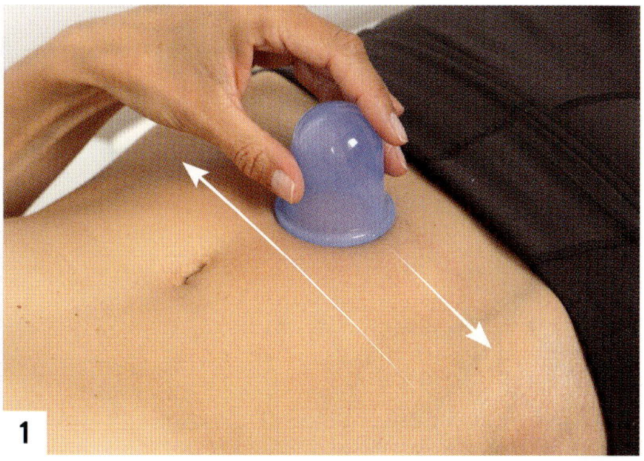

1

1. Sliding: Setzen Sie den Cup ca. 5 cm unterhalb des Bauchnabels auf und sliden dann nach rechts und links bis zum Beckenkamm, 5–10-mal.

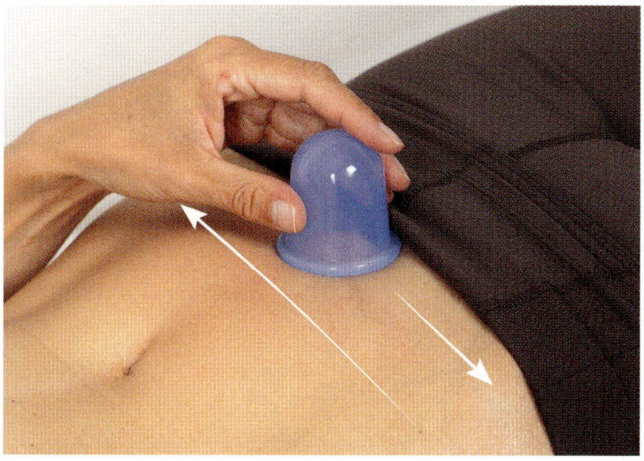

Wiederholen Sie das Ganze nun ca. 10 cm unterhalb des Bauchnabels.

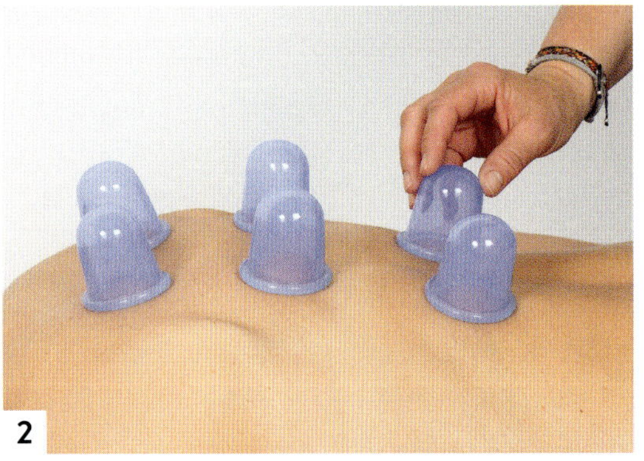

2

2. Placing: Setzen Sie einen oder mehrere Cups (auch 2–6 Cups gleichzeitig) auf Brust- und Lendenwirbelsäule. Lassen Sie sich dabei von einem Partner helfen.

Bleiben Sie entspannt bis zu einige Minuten liegen.

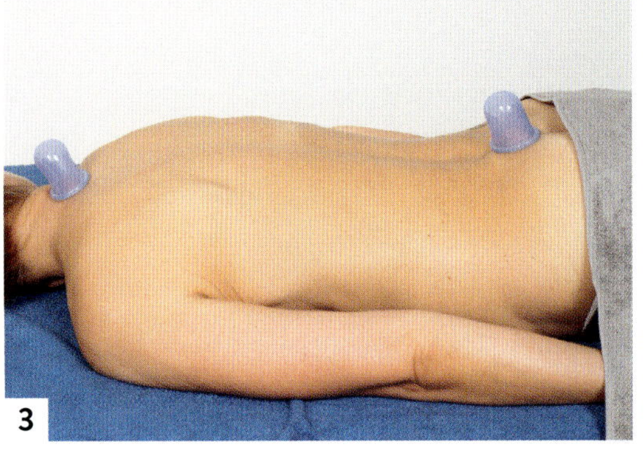

3

3. Placing: Einen Cup auf den 7. Halswirbelkörper und einen Cup auf dem Kreuzbein aufsetzen.

Auch hier können Sie die Cups bis zu einige Minuten wirken lassen.

› Wohlfühlmassagen mit Cupping

Cupping kann auch für das allgemeine Wohlbefinden oder zur Entspannung angewendet werden. Hierbei sind die Ausgangsstellungen Sitzen bzw. Rücken- oder Bauchlage am besten geeignet. Gearbeitet wird dabei mit Sliding und Placing – bei Letzterem lässt es sich am besten entspannen. Die Cups können dabei länger an der gleichen Stelle verweilen.

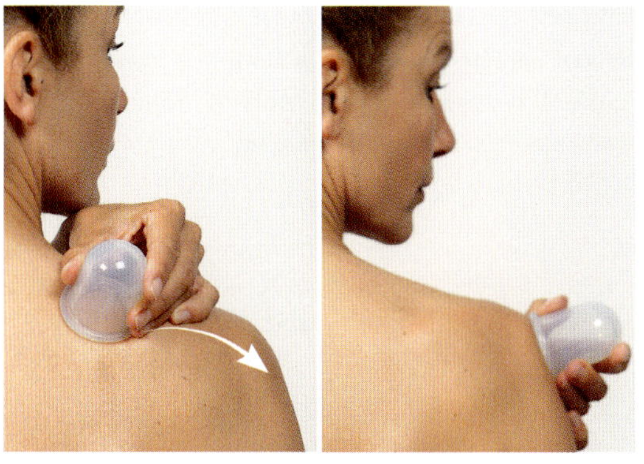

SCHULTER-NACKEN-MASSAGE IM SITZEN:
Sliding über die gesamte Schulter-Nacken-Region bis hin zum Schultergelenk.

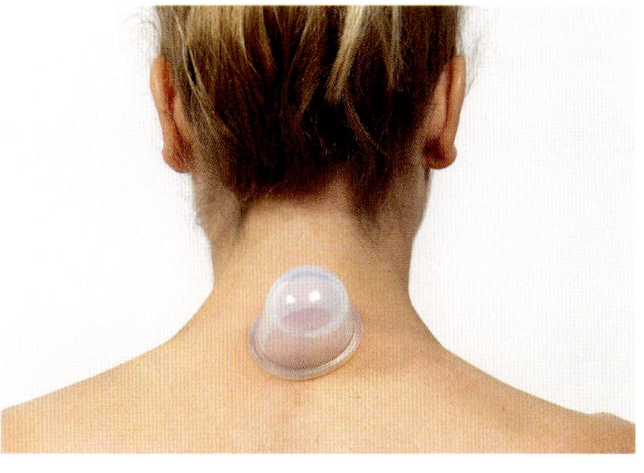

SCHULTER-NACKEN-MASSAGE IM SITZEN:
Placing direkt auf der unteren Halswirbelsäule.

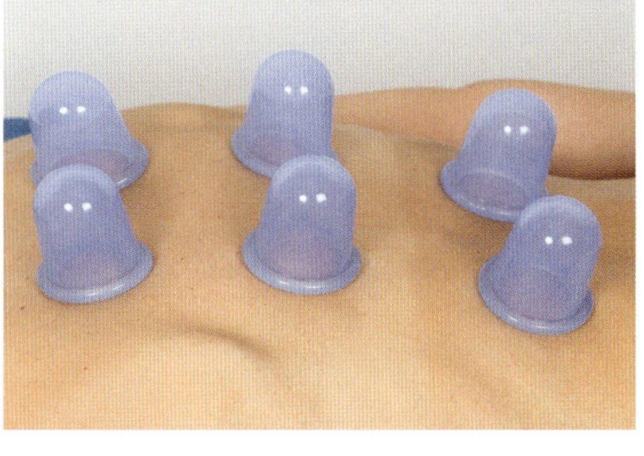

ENTSPANNUNG RÜCKEN IN BAUCHLAGE:
Placing. Setzen Sie 2–6 Cups rechts und links neben die Wirbelsäule und belassen sie dort für einige Minuten.

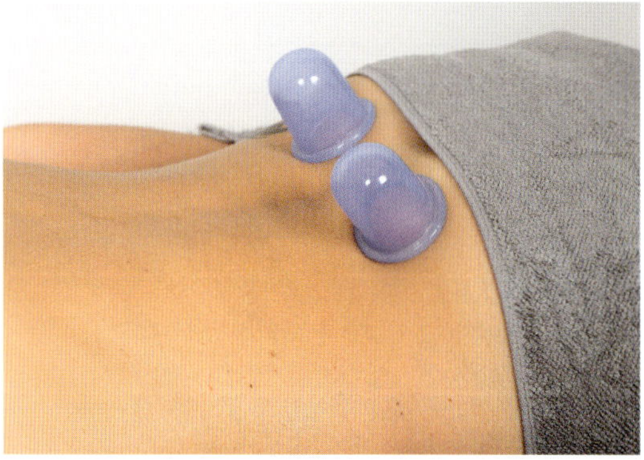

ENTSPANNUNG ILIOSAKRALGELENK IN BAUCHLAGE: Placing von zwei Cups, jeweils links und rechts auf dem Iliosakralgelenk (Grübchen).

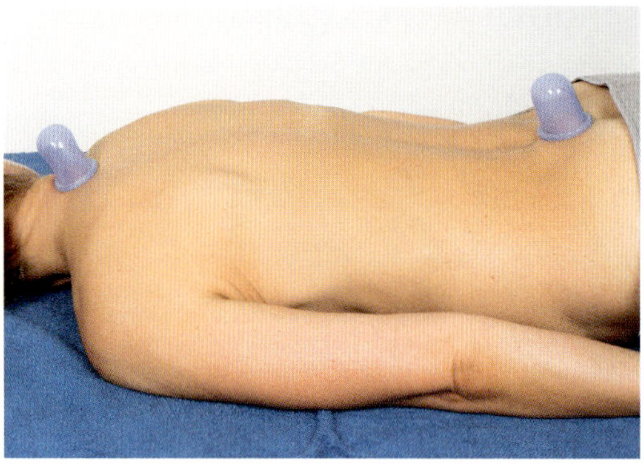

ENTSPANNUNG ALLGEMEIN IN BAUCHLAGE: Setzen Sie einen Cup auf den untersten Halswirbelkörper **(Placing)** und auf die Mitte des Kreuzbeins, bleiben Sie dabei entspannt liegen.

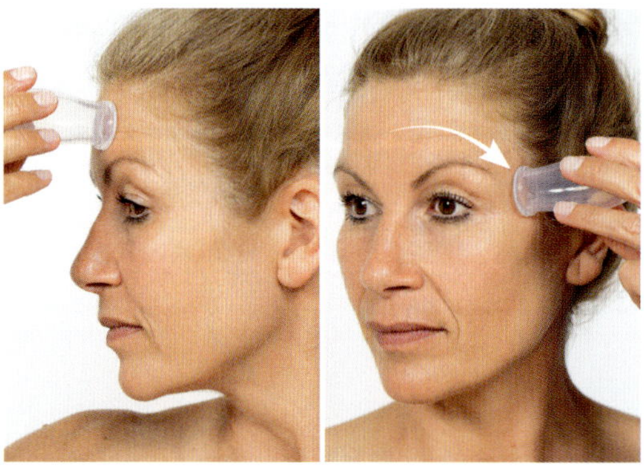

SCHLAFFÖRDERUNG: Platzieren Sie einen kleinen Cup über der Nasenwurzel und sliden bis zur Schläfe nach rechts und dann wieder zurück, wiederholen Sie das 3-mal. Danach wechseln Sie die Seite.

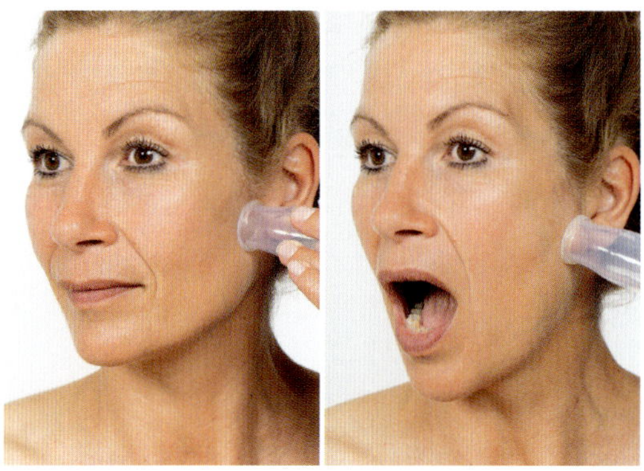

Mobilizing: Platzieren Sie den Cups auf dem Kiefergelenk, öffnen und schließen Sie den Mund bis zu 10-mal. Danach wechseln Sie die Seite.

ANHANG – LITERATUR UND REGISTER

Literatur

Abele J.: Das Schröpfen – Ein bewährtes naturheilkundliches Verfahren. Elsevier, Urban & Fischer, 2015.
Frenkel W. G., Molnar U. P. Z., Bamberger G.: Gesund durch Schröpfen – Grundlagen und Anwendung. Schattauer, 2014.
Guimberteau J.-C., Armstrong C.: Faszien – Architektur des menschlichen Fasziengewebes. KVM – Der Medizinverlag, 2016.
Kolster B. C.: Bindegewebsmassage – Faszien und Strukturen gezielt behandeln. KVM – Der Medizinverlag, 2016.
Larsen C.: Füße in guten Händen – Spiraldynamik: programmierte Therapie für konkrete Resultate. Thieme, 2014.
Nusser G., Shang X.: Ba Guan – Die Anwendung des Schröpfens in der Traditionellen Chinesischen Medizin (TCM). Books on Demand, 2013.
Oellerich H., Weesels M.: Cupping, die neue Methode zum Lösen der Faszien. GU, 2018.
Otto B.: Schröpfen: Grundlagen – Indikationen – Therapie. Elsevier, Urban & Fischer, 2019.
Paolini S.: Faszien: Anatomie, Strukturen, Techniken, Spezielle Osteopathie. Elsevier, Urban & Fischer, 2011.
Piotrowski-Manz H.: Die Kunst des Schröpfens – Grundlagen, Durchführung, naturheilkundliche Therapiekonzepte. Haug Verlag, 2015.
Schleip R. et al.: Lehrbuch Faszien – Grundlagen, Forschung, Behandlung. Elsevier, Urban & Fischer, 2012.
Stecco C.: Atlas des menschlichen Fasziensystems. Elsevier, Urban & Fischer, 2016.
Stechmann K.: Faszien selbst behandeln. KVM – Der Medizinverlag, 2016.
Van den Berg F.: Angewandte Physiologie: Band 1: Das Bindegewebe des Bewegungsapparates verstehen und beeinflussen. Thieme, 2016.
Van den Berg F.: Angewandte Physiologie: Band 2: Organsysteme verstehen und beeinflussen. Thieme, 2005.
Wurster-Ilg E.: Das praxisnahe 1 x 1 des Schröpfens. Pro Business digital, 2012.

Weiterführende Informationen

http://www.medizinfo.de/hautundhaar/anatomie/rezeptor.htm
https://www.dasgehirn.info/wahrnehmen/fuehlen/aussenstelle-des-gehirns
https://www.spektrum.de/lexikon/biologie/headsche-zonen/30967
https://www.medizin-kompakt.de/head-sche-zone
https://www.kugener.com/de/antike-medizin-fr/66-artikel/1020-asklepios-und-telesphoros-2.html
https://www.pharmazeutische-zeitung.de/ausgabe-032010/neue-methoden-gegen-cellulite/
https://www.tk.de/techniker/gesundheit-und-medizin/behandlungen-und-medizin/haut-und-geschlechtskrankheiten/wie-entsteht-cellulite-2017554
https://www.faz.net/aktuell/gesellschaft/gesundheit-wenn-der-maus-arm-schmerzt-181836.html
https://www.tk.de/techniker/gesundheit-und-medizin/behandlungen-und-medizin/orthopaedische-erkrankungen/belastungsgrenze-ueberschritten-sehnenscheidenentzuendung-2018692

http://www.neurochirurgie-bremen.de/carpaltunnelsyndrom.php
https://www.tk.de/techniker/gesundheit-und-medizin/behandlungen-und-medizin/orthopaedische-erkrankungen/wenn-jeder-schritt-schmerzt-hilfe-bei-fersensporn-2018646
https://gelenk-klinik.de/fuss/haglundexostose-haglundferse.html
https://klinik-am-ring.de/orthopaedie/erkrankungen/kniegelenk/laeuferknie/
https://www.zeitschrift-sportmedizin.de/der-tractus-iliotibialis-und-seine-tuecken/
https://www.praxis-interventionelle-schmerztherapie.de/.cms/Hueftbeschwerden/447-1
https://paindoctor.com/hip-pain-from-running/
https://www.med-library.com/therapie-des-tractus-iliotibialis-syndrom-alle-infos-tipps/
http://www.lexikon-orthopaedie.com/pdx.pl?dv=0&id=02046
https://dgou.de/presse/pressemitteilungen/detailansicht-pressemitteilungen/artikel/hexenschuss-ist-warnschuss-fuer-den-ruecken/
https://www.aerzteblatt.de/nachrichten/61754/Studie-Hexenschuss-am-Vormittag-haeufiger
https://www.aerzteblatt.de/archiv/175568/Akuter-lumbaler-Rueckenschmerz
http://www-brs.ub.ruhr-uni-bochum.de/netahtml/HSS/Diss/RoeserGordon/diss.pdf
https://www.carstens-stiftung.de/artikel/schroepfen-lindert-knieschmerzen.html
https://bmccomplementalternmed.biomedcentral.com/articles/10.1186/1472-6882-12-184
https://www.ncbi.nlm.nih.gov/pmc/articles/PMC3224248/
https://diepresse.com/home/panorama/gesundheit/5128884/Die-umstrittene-Kraft-der-roten-Kreise
https://d-nb.info/1021899747/34 Lauche, Romy; Der Einfluss von Blutigem und Trockenem Schröpfen auf chronische Nackenschmerzen, mechanische Perzeptions- und Schmerzschwellen sowie die Körperwahrnehmung, Dissertation 2011
https://www.carstens-stiftung.de/artikel/schroepfen-klinische-wirksamkeit-erstmals-belegt.html
https://www.spiegel.de/gesundheit/diagnose/iliosakralgelenk-wie-sie-dem-schmerz-im-ruecken-entgegen-wirken-a-1178248.html
https://www.muenchen-klinik.de/ruecken-wirbelsaeule/isg-blockade-syndrom/
https://www.aerzteblatt.de/archiv/175568/Akuter-lumbaler-Rueckenschmerz
https://www.wissenschaft-aktuell.de/artikel/Was_akute_Rueckenschmerzen_ausloest1771015589759.html
https://www.spektrum.de/lexikon/neurowissenschaft/thorakalsyndrom/12938
https://archiv.ub.uni-marburg.de/diss/z2017/0207/pdf/djs.pdf
https://www.spiegel.de/gesundheit/ernaehrung/olympia-warum-michael-phelps-rote-flecken-auf-der-schulter-hat-a-1106760.html
https://www.dhz-online.de/news/detail/artikel/schroepfen-bei-karpaltunnelsyndrom/
https://www.stuttgarter-zeitung.de/inhalt.medizin-macht-schroepfen-schneller.83c3fefc-f242-42a3-8580-4694f5e42374.html
https://www.tk.de/techniker/gesundheit-und-medizin/behandlungen-und-medizin/atemwegs-und-hno-erkrankungen/was-ist-eine-akute-bronchitis-2021932
https://www.ncbi.nlm.nih.gov/pubmed/17186726
https://link.springer.com/article/10.1186/1472-6882-10-70
https://www.ndr.de/ratgeber/gesundheit/Wenn-Verspannungen-Schwindel-und-Tinnitus-ausloesen,halswirbelsaeule100.html

https://gelenk-klinik.de/schulter/schulterschmerzen.html
https://www.tk.de/techniker/gesundheit-und-medizin/behandlungen-und-medizin/kopfschmerzen-und-migraene/die-haeufigsten-kopfschmerzarten-ein-ueberblick-2016920
https://www.aerzteblatt.de/archiv/53381/Differenzialdiagnose-von-Kopfschmerzen
https://www.tk.de/techniker/gesundheit-und-medizin/behandlungen-und-medizin/tinnitus/tinnitus-2022696
https://www.awmf.org/uploads/tx_szleitlinien/017-064l_S3_Chronischer_Tinnitus_2015-02.pdf
https://klinik-am-ring.de/orthopaedie/erkrankungen/schultergelenk/schulterschmerzen/
https://www.zeitschrift-sportmedizin.de/frozen-shoulder-bewegen-oder-nicht/
https://www.dr-gross.de/schulterzentrum-saar/schultersteife-frozen-shoulder.html
https://www.tk.de/techniker/gesundheit-und-medizin/behandlungen-und-medizin/orthopaedische-erkrankungen/muskulatur-am-limit-der-tennisarm-2018828
https://sportmediziner-koeln.de/haeufige-beschwerden/schwindel
https://www.spektrum.de/lexikon/neurowissenschaft/myogelose/8150
http://www-brs.ub.ruhr-uni-bochum.de/netahtml/HSS/Diss/RoeserGordon/diss.pdf
https://www.aerzteblatt.de/archiv/30395/Muskelkater
https://flexikon.doccheck.com/de/Keloid
https://www.spiegel.de/gesundheit/diagnose/hautverletzungen-was-gegen-narben-hilft-a-1139900.html
https://www.zfim-bornemann.de/narbenschmerzen-schmerzen-durch-narben/nicht-nur-ein-optischer-stoerfaktor/was-haben-narben-mit-fazien-zu-tun
https://www.tk.de/techniker/gesundheit-und-medizin/behandlungen-und-medizin/gynaekologische-und-urologische-erkrankungen/regelschmerzen-dysmenorrhoe-2017308
https://www.frauenaerzte-im-netz.de/koerper-sexualitaet/wechseljahre-klimakterium/wechseljahresbeschwerden-klimakterische-beschwerden/
https://www.ndr.de/ratgeber/gesundheit/Wechseljahre-Ernaehrung-lindert-Beschwerden,wechseljahre160.html

Videoregister

S. 35: http://media.kvm-verlag.de/CUPPING/MVI_8822_Start_Techniken.mp4
S. 36: http://media.kvm-verlag.de/CUPPING/MVI_8823_Expanding.mp4
S. 38: http://media.kvm-verlag.de/CUPPING/MVI_8825_Mobilizing.mp4
S. 40: http://media.kvm-verlag.de/CUPPING/MVI_8828_Pinching.mp4
S. 42: http://media.kvm-verlag.de/CUPPING/MVI_8829_Placing.mp4
S. 44: http://media.kvm-verlag.de/CUPPING/MVI_8830_Pumping.mp4
S. 46: http://media.kvm-verlag.de/CUPPING/MVI_8840_Sliding.mp4
S. 46: http://media.kvm-verlag.de/CUPPING/MVI_8843_Sliding.mp4
S. 48: http://media.kvm-verlag.de/CUPPING/MVI_8832_Spinning.mp4
S. 50: http://media.kvm-verlag.de/CUPPING/MVI_8835_Stretching.mp4
S. 52: http://media.kvm-verlag.de/CUPPING/MVI_8836_Tipping_Circling.mp4
S. 52: http://media.kvm-verlag.de/CUPPING/MVI_8837_Tipping_Circling.mp4

Register